ACADÉMIE DE MÉDECINE

DISCUSSION
SUR L'ÉTIOLOGIE
DU TYPHUS EXANTHÉMATIQUE

DISCOURS

PRONONCÉ DANS LES SÉANCES DES 27 MAI, 3 ET 10 JUIN 1873

PAR

Le Dr A. FAUVEL

Membre de l'Académie de médecine
Inspecteur général des services sanitaires, etc.

PARIS
G. MASSON, ÉDITEUR
LIBRAIRE DE L'ACADÉMIE DE MÉDECINE
PLACE DE L'ÉCOLE-DE-MÉDECINE

1873

ACADÉMIE DE MÉDECINE

DISCUSSION
SUR L'ÉTIOLOGIE
DU TYPHUS EXANTHÉMATIQUE

DISCOURS

PRONONCÉ DANS LES SÉANCES DES 27 MAI, 3 ET 10 JUIN 1873

PAR

Le Dr A. FAUVEL

Membre de l'Académie de médecine
Inspecteur général des services sanitaires, etc.

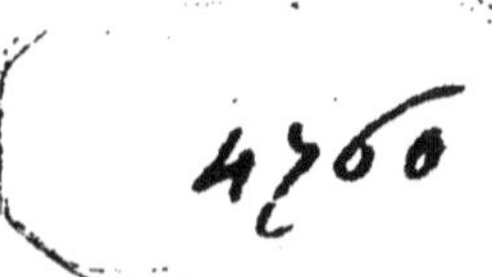

PARIS
G. MASSON, ÉDITEUR
LIBRAIRE DE L'ACADÉMIE DE MÉDECINE
PLACE DE L'ÉCOLE-DE-MÉDECINE
1873

DISCOURS

SUR

L'ÉTIOLOGIE DU TYPHUS EXANTHÉMATIQUE

Messieurs, il y a plusieurs mois, après avoir entendu le discours dans lequel notre collègue M. Chauffard est venu exposer, avec un talent si remarquable, une doctrine étiologique du typhus exanthématique qui diffère essentiellement de celle généralement admise, je me suis reporté aux grandes épidémies de typhus qu'il m'a été donné d'observer de près, et dont j'ai pu suivre toutes les phases, afin de voir si j'y trouverais la confirmation ou la négation de la doctrine nouvelle professée d'une manière si séduisante par notre éminent collègue.

De plus, la possibilité d'apporter à cette tribune, non des raisonnements plus ou moins plausibles, mais des faits précis, recueillis sur une vaste échelle et observés à des époques et dans des milieux différents, m'a paru une raison suffisante pour intervenir dans ce débat.

Je dois dire tout d'abord que mes études dans les épidémies que j'ai en vue m'avaient conduit, ainsi que la plupart des médecins qui observaient avec moi, à y voir une maladie septique, née dans un milieu infectieux et propagée ensuite par contagion, c'est-à-dire à admettre l'étiologie généralement adoptée.

Ma première impression n'était donc pas favorable à la doctrine proposée par M. Chauffard ; mais je ne pouvais pas oublier que l'idée que je m'étais faite d'abord de certaines propriétés du contagium typhique avait été notablement modifiée par des études ultérieures. Dans celles-ci les faits étaient de même nature, mais un examen plus attentif de toutes les circonstances m'avait conduit à une interprétation différente de la première.

Il pouvait donc arriver qu'en étudiant de nouveau, à la lumière du discours de M. Chauffard, tous les documents en ma possession, j'y trouvasse des données à l'appui de sa doctrine. C'est dans cette disposition, je veux dire sans parti pris, que je me suis livré aux recherches dont je viens communiquer les résultats à l'Académie.

En venant traiter de l'étiologie du typhus exanthématique, je rentre en plein dans la question de la septicémie qui est pendante, et j'y rentre, non par des expériences ingénieuses pratiquées sur des animaux, mais par des faits cliniques observés sur l'homme, faits qui, dans certains cas, ont présenté toute la précision d'une expérience de laboratoire, avec une portée bien autrement décisive.

Mes observations m'ont permis d'étudier non-seulement la genèse du typhus exanthématique, mais encore les rapports de causalité qui unissent toutes les variétés de l'empoisonnement septique avec le typhus proprement dit. J'ai été ainsi conduit à formuler une doctrine qui n'est autre chose qu'un simple corollaire des faits, du moins qui m'a paru telle, et qui, en tout cas, ne me semble pas excéder les conclusions permises dans l'état actuel de la science à ce sujet. J'ajoute que ma conclusion principale trouve sa confirmation, par analogie, dans certaines des expériences de notre collègue M. Davaine.

J'exposerai d'abord les faits en les commentant, puis je passerai à la question doctrinale.

Les épidémies de typhus sur lesquelles ont porté mes observations sont au nombre de trois, savoir : l'épidémie qui sévit pendant la guerre de Crimée sur les armées belligérantes, celle qui frappa l'émigration tartare à Constantinople en 1860, et celle qui accompagna la grande émigration circassienne en 1863 et 1864.

Je n'ai pas, bien entendu, l'intention de tracer l'histoire de ces trois épidémies; j'en donnerai seulement les traits principaux, et j'insisterai sur tout ce qui touche à la question étiologique telle que l'a posée M. Chauffard. Quant à la question de nosologie traitée par notre honorable collègue M. Briquet, elle a été si nettement résolue dans ces derniers temps, et la non-identité du typhus et de la fièvre typhoïde est si généralement admise, que je crois inutile d'y revenir.

Avant tout, il importe de dire que le typhus exanthématique n'est endémique dans aucun des pays qui furent le siége des épidémies dont je vais parler. Ainsi, à Constantinople, jusqu'à la guerre de Crimée, après une résidence de sept ans, il ne m'avait pas été donné d'en observer un seul cas. Le typhus exanthématique n'y était pas inconnu toutefois parmi les médecins, et l'on affirmait qu'en 1840, au moment de la guerre turco-égyptienne, une grave épidémie typhique y avait été observée parmi des troupes agglomérées dans une caserne. Depuis lors la maladie n'avait pas reparu, sauf peut-être dans le bagne et certaines prisons. En revanche, la fièvre typhoïde est commune à Constantinople, et elle s'y présente à peu près avec les mêmes caractères que chez nous.

Cette considération ne manque pas d'importance, on le comprend, au point de vue de la doctrine de M. Chauffard.

Cette doctrine peut être résumée ainsi : Le typhus exanthématique qui règne endémiquement dans le nord de l'Europe est, pour la France, une maladie exotique. Elle n'y apparaît que par suite d'importation et n'y donne lieu qu'à des épidémies limitées et promptement éteintes ; si bien qu'on est tenté de conclure qu'il y a dans notre race et sur notre sol des qualités et des conditions qui font que le typhus exanthématique ne s'acclimate pas parmi nous.

Pour M. Chauffard les causes banales (misère, famine, encombrement) sont impuissantes à faire naître le typhus en France, et il en trouve la preuve dans les conditions qui pendant la dernière guerre ont existé à Paris et à Metz, sans produire de maladie.

Assurément cette doctrine est originale, et comme elle est présentée avec beaucoup d'art et appuyée sur des considérations d'une valeur incontestable, elle frappe et séduit tout à la fois.

Voyons maintenant ce que disent les faits dont j'ai été témoin.

Typhus de la guerre de Crimée.

Je me suis trouvé dans les meilleures conditions pour étudier et suivre dans toutes ses phases l'épidémie de la guerre de Crimée, non-seulement par mes observations personnelles, mais encore par les relevés officiels faits dans les hôpitaux français de Constantinople depuis leur installation jusqu'à leur évacuation complète, c'est-à-dire pendant une période de deux ans.

J'ai donc pu suivre ainsi le typhus, pas à pas, dans son évolution complète et dans ses rapports avec les autres maladies régnantes. Mes observations n'ont pas été limitées aux hôpitaux français; elles ont porté comparativement sur les hôpitaux anglais et turcs.

Enfin j'ai été appelé, en qualité de président, à résumer la discussion qui eut lieu au sujet de cette épidémie à Constantinople entre les médecins militaires de toutes les nations belligérantes. Cette discussion est consignée dans une brochure publiée en 1856.

On voit par là que je puis parler de cette épidémie et des caractères qu'elle a présentés en connaissance de cause.

Elle prit naissance en Crimée vers la fin de 1854. Ce fut d'abord dans l'armée anglaise que la maladie se déclara, et ce fut dans les hôpitaux anglais de Constantinople, situés à Scutari sur la rive d'Asie, qu'elle apparut à l'état de maladie grave dès le commencement de 1855.

C'est là que Michel Lévy et moi nous eûmes l'occasion d'observer, pour la première fois, le typhus exanthématique sur une vaste échelle pendant tout l'hiver.

Dans l'armée française le typhus se montra un peu plus tard, d'abord en Crimée, puis à Constantinople; mais l'extension de la maladie y fut, proportionnellement, moins considérable durant ce premier hiver que parmi les troupes anglaises. Ce ne fut guère qu'au mois de février que les affections typhiques commencèrent à fixer l'attention dans les hôpitaux français de Constantinople. Il y eut, dès le principe, une certaine hésitation sur le caractère de la maladie. Beaucoup de médecins n'y voyaient que la fièvre typhoïde, mais bientôt les cas se multipliant avec des caractères bien tranchés, toute incertitude cessa et le typhus prit place dans le cadre nosologique des hôpitaux français.

Mais tandis qu'à partir du printemps l'épidémie s'éteignait parmi les troupes anglaises et que jusqu'à la fin de la guerre le typhus ne se manifesta plus parmi elles que par des cas sporadiques, il y avait extension de la maladie dans l'armée française. En 1855 l'épidémie y eut son maximum à Constantinople en mai et juin, puis elle déclina et s'éteignit presque entièrement à partir de septembre jusque vers la fin de l'année, sans qu'il y eût toutefois cessation complète.

La reprise de l'épidémie dans l'armée française s'accusa en Crimée dans le cours de décembre 1855, puis, à la suite d'évacuations nombreuses de malades, se prononça dès le mois de janvier 1856 dans les hôpitaux de Constantinople. Son extension fut rapide et acquit bientôt des proportions considérables et de beaucoup supérieures à celles de l'année précédente. Le maximum de l'épidémie eut lieu en février. Celle-ci se maintint dans toute sa force en mars; elle commença à décliner en avril et acheva de s'éteindre pendant les mois de mai et juin.

Et comme je l'ai dit plus haut, tandis que le typhus sévissait ainsi avec plus de violence que jamais dans les hôpitaux français, les hôpitaux anglais situés sur l'autre rive du Bosphore en étaient presque entièrement exempts.

Nous verrons plus loin à quoi l'on peut attribuer cette différence.

Ainsi il eut deux phases bien tranchées dans les manifestations de cette grande épidémie typhique : la première, qui débuta avec l'hiver de 1854-55, frappa surtout les Anglais, elle eut une durée plus longue, sans prendre néanmoins une extension considérable ; la seconde, apparaissant après une rémission de plusieurs mois, et alors que les hostilités avaient cessé, fut plus violente, plus meurtrière, plus rapide dans son évolution.

Pour donner une idée de la gravité comparative des deux phases de l'épidémie dans les hôpitaux français de Constantinople, il me suffira de dire que pendant la première, comprenant les neuf premiers mois de 1855, le nombre des cas de mort attribués au typhus et à la fièvre typhoïde, souvent confondus à cette époque, a été de 1656, tandis que dans la seconde phase de l'épidémie ne comprenant que les quatre premiers mois de 1856 la mortalité par le typhus *seul* s'est élevée à 2791. Notons qu'il ne s'agit ici que des hôpitaux de Constantinople, et que si l'on y ajoutait les résultats de l'épidémie en Crimée on arriverait à des chiffres bien autrement désastreux. Ainsi, par exemple, dans une seule des ambulances de Crimée, du 10 janvier au 10 mars 1856, on eut à traiter 891 cas de typhus dont 531 venaient des régiments et 306 s'étaient manifestés à l'ambulance même. Parmi ces derniers cas, on comptait 10 médecins et 85 infirmiers.

A la date du 10 mars, sur ce nombre de 891 typhiques, 428 étaient morts à l'ambulance, 4 étaient guéris, 241 avaient été évacués encore malades sur Constantinople, et 218 restaient en traitement. M. Baudens dut insister pour faire évacuer cette ambulance où presque tout le monde mourait.

Il en fut de même de plusieurs autres.

Par là on a une idée de ce qu'était la malignité du typhus en Crimée. A Constantinople, où les conditions hygiéniques étaient moins mauvaises, les résultats ne furent pas aussi désastreux, quoique étant encore bien funestes.

Après ces renseignements préliminaires, venons à l'examen des conditions au milieu desquelles a débuté et s'est développée l'épidémie.

Lorsque l'armée alliée partit de Varna pour la Crimée, elle venait de subir la terrible épreuve d'une épidémie de choléra, épidémie à marche foudroyante qui avait failli compromettre la campagne. Cette épidémie était à peu près éteinte quand les troupes s'embarquèrent, mais néanmoins le choléra suivit l'armée en Crimée, où il continua de se manifester jusqu'à la fin de la guerre avec des alternatives de rémissions et de recrudescences, celles-ci coïncidant toujours avec l'arrivée de nouvelles troupes.

Pendant les premiers mois du siége jusque vers la fin de 1854, l'état sanitaire de notre armée ne présenta rien d'alarmant. Les Anglais, moins bien pourvus, et moins habitués aux fatigues et aux privations, souffraient davantage, et chez eux déjà le typhus avait fait explosion. Cependant à Constantinople nos hôpitaux commençaient à s'infecter; l'infection purulente et la pourriture d'hôpital se montraient chez les blessés. Parmi les malades, dits fiévreux, la diarrhée chronique était l'affection dominante. On l'observait chez des hommes épuisés de longue date. Il y avait un petit nombre de fièvres typhoïdes, mais pas un seul cas de véritable typhus. Le choléra était devenu rare.

L'inflammation et la gangrène des pieds, qui allaient devenir si communes parmi nos soldats, commençaient à se montrer. Enfin le scorbut se déclarait à l'état épidémique à bord de la flotte, mais il était encore exceptionnel dans l'armée de terre.

« Ce qu'on observe surtout dans notre armée, disais-je dans un rapport daté du 5 décembre 1854, ce sont des états morbides causés par les fatigues excessives, par l'humidité et le froid, par un régime alimentaire insuffisant pour les circonstances et à coup sûr trop peu varié et pas assez tonique. Ces états morbides portant sur un grand nombre d'hommes, accusent une souffrance générale peu funeste encore, mais qui ne saurait être prolongée beaucoup sans une grande aggravation. »

Un mois plus tard, en janvier 1855, rendant compte de l'état sanitaire de l'armée pendant le mois de décembre, je constatais que les affections dominantes étaient toujours les diarrhées et dysenteries chroniques, avec cachexie plus ou moins profonde souvent accompagnée d'éruptions de mauvais caractère (furoncles, ecthymas, rupias, taches ecchymotiques); je notais une recrudescence du choléra en Crimée parmi les nouveaux débarqués, et le nombre croissant des cas de sphacèle des pieds sous l'action du froid dans les tranchées, cas observés la plupart sur des individus malingres, diarrhéiques.

Pour le mois de janvier, le mouvement pathologique de l'armée française accuse encore bon nombre de cholériques en Crimée, et porte à 1700 le nombre des cas de sphacèle des pieds par congélation. L'affection dominante est toujours la diarrhée cachectique. Les cas de scorbut augmentent. Le nombre et la gravité des cas de fièvre typhoïde n'ont rien d'insolite; on ne prononce pas encore le nom de *typhus* parmi nos troupes.

Le 1er février, il y avait environ 7000 malades ou blessés dans les hôpitaux de Constantinople où les effets de l'encombrement se traduisaient par une augmentation proportionnelle de la mortalité.

Dans le cours de ce mois, les évacuations de malades et blessés de Crimée sur Constantinople se multiplient et viennent augmenter l'encombrement déjà considérable pendant le mois précédent. Le nombre des malades présents le 1er mars 1855 dans les hôpitaux français de Constantinople était de 8000.

Voici comment je résumais l'état sanitaire de février dans un rapport daté du 12 mars.

« Aujourd'hui, le nombre des malades présents tant ici qu'en Crimée est de 10 à 11 000 dont plus de 8000 à Constantinople.

» Notons d'abord que les cas de congélation des extrémités ont été moins nombreux que dans le mois de janvier, mais en revanche nous voyons un état morbide qui jusqu'ici ne s'était manifesté dans l'armée de terre que par des exemples rares, prendre tout à coup un développement considérable: je veux parler du *scorbut*, qui est venu compliquer un bon nombre des affections chroniques régnantes et leur imprimer une physionomie nouvelle. Les rapports de Crimée sont unanimes à signaler les taches purpuriques, les ecchymoses, les fongosités gingivales, la teinte jaunâtre de la peau, les douleurs dans les membres, et, en un mot, les diverses manifestations qui caractérisent le scorbut, comme devenant de jour en jour plus fréquentes chez les hommes affaiblis ou déjà malades. Ce n'est pas à proprement parler une maladie nouvelle qui se déclare, c'est plutôt une autre phase de l'état cachectique qui frappait déjà tant de nos malades, un degré plus profond d'épuisement dû, non pas à une seule cause, mais à des causes multiples et prolongées, aux fatigues, à une nourriture forcément peu variée, à la privation presque entière d'aliments frais, à l'humidité, à l'entassement des hommes pour se garantir du froid dans des tannières creusées dans le sol, au défaut d'action de la peau devenue sèche et sordide par le manque de soins de propreté, enfin à toutes les causes de souffrance auxquelles nos soldats ont été soumis pendant cette rude campagne d'hiver. La manifestation scorbutique est ici, dans le plus grand nombre des cas, une complication ajoutée à un état morbide antérieur; c'est ce qui nous explique pourquoi la proportion des décès a été si forte parmi ces malades (87 sur 1066).

» Il en a été de même pour les individus atteints de congélation chez qui cet accident combiné avec un état maladif préexistant a eu des résultats bien souvent funestes.

» On peut dire qu'en général les malades évacués de Crimée dans le cours de février ont offert des affections plus graves, plus tenaces, plus rebelles aux moyens de traitement que celles observées jusque-là.

» Le chiffre de la mortalité en donne la preuve : 1594 morts sur 15 753 malades traités.

» Mais ce n'est pas tout : jusqu'à ce moment, les affections aiguës d'une grande gravité étaient rares; on notait des fièvres typhoïdes, des pneumonies, des angines, des affections éruptives, mais sans caractère épidémique et sans beaucoup de gravité. Depuis quelque temps, depuis surtout que la température est devenue plus douce, on signale en Crimée l'apparition d'un certain nombre de cas d'une maladie aiguë, fébrile, accompagnée d'une grande prostration et des autres symptômes attribués au *typhus* des camps. Cette maladie se termine souvent par la mort en quelques jours. Plusieurs médecins militaires en ont déjà été victimes.

» Jusqu'à présent, les rapports ne sont pas explicites et l'on pourrait conserver des doutes sur la nature de cette affection, si des cas analogues ne s'étaient pas depuis peu présentés dans plusieurs des hôpitaux français de Constantinople.

» J'ai eu l'occasion d'en voir quelques-uns avec M. Michel Lévy, et ainsi qu'à lui il m'a semblé que c'étaient bien des cas de typhus et non de fièvre typhoïde : trois autopsies pratiquées jusqu'à ce moment ont confirmé cette manière de voir. Il y a donc au moins forte présomption en sa faveur, et cette présomption se changera presque en certitude quand j'aurai parlé de ce qui se passe dans les hôpitaux anglais. Je les ai visités dernièrement en compagnie de M. Lévy. »

Ici je rendais compte de cette visite dont le résultat était que les hôpitaux anglais avaient beaucoup gagné en bonne tenue et en salubrité depuis quelque temps, qu'on y voyait moins d'hommes débilités, moins de scorbutiques que chez nous, mais que cependant les cas de typhus y étaient encore nombreux. A ce moment (février), la mortalité dans les hôpitaux anglais était dans la proportion de 1 pour 100 par jour; dans les nôtres, elle n'était encore que de 1 pour 107 malades.

Le mois suivant, c'est-à-dire en mars, la situation respective commence à changer à notre désavantage. 10 000 malades de l'armée française sont évacués des ambulances de la Crimée dans les hôpitaux de Constantinople. Parmi ces malades, on compte 2729 scorbutiques.

Je demande encore ici la permission de citer le passage d'un rapport daté du 12 avril 1855, dans lequel se trouve résumée la situation sanitaire de notre armée pendant le mois de mars :

« Chez presque tous nos soldats évacués de Crimée, quelles que soient les localisations pathologiques, on remarque un état général qui se traduit par l'anémie, l'abattement, le défaut de réaction, la tendance adynamique, enfin par un épuisement plus ou moins prononcé.

» Ce délabrement de l'organisme qui précède d'ordinaire les localisations morbides et les prépare, constitue, à son plus haut degré, une véritable cachexie. De là une physionomie plus ou moins semblable et des indications thérapeutiques communes dans tous les cas, au milieu de manifestations symptomatiques diverses et souvent complexes.

» Rien de plus rare qu'un état morbide simple ou qui persiste simple jusqu'à la fin. Chez tel individu qui n'avait d'abord que de la diarrhée, on voit au bout d'un certain temps apparaître des accidents de scorbut ou des symtômes typhiques, ou toute autre combinaison.

» De là aussi la difficulté de faire une bonne classification de ces malades, chez qui se succèdent tant de complications diverses.

» Parmi ces états morbides dérivés de causes profondément débilitantes, les *affections scorbutiques* figurent au premier rang par le nombre dans les mouvements des hôpitaux de Constantinople du mois de mars.

» Après le scorbut, vient la dysenterie dans l'ordre d'importance numérique. La grande majorité des cas compris sous cette dénomination n'est pas constituée, ainsi que je l'ai déjà dit bien souvent, par des dysenteries aiguës, franchement caractérisées, mais plutôt par des états chroniques, ordinairement complexes. Le tableau indique que cet ordre d'affections est devenu moins fréquent à dater du 10 mars.

» Quant aux *maladies typhiques* (*fièvre typhoïde et typhus*), bien que la distinction établie soit parfaitement fondée, il ne faudrait pas prendre à la lettre les chiffres qui déterminent le nombre des cas appartenant soit à la dothiénenterie, soit au typhus; d'abord parce que pour quelques médecins il n'est pas démontré que ces deux maladies diffèrent *essentiellement* l'une de l'autre, ensuite parce que pour établir le diagnostic, dans certains cas il faut une observation attentive que n'ont pas toujours la possibilité d'accorder des médecins chargés de visiter jusqu'à 300 malades par jour. Il ne faut considérer les chiffres donnés que comme des approximations, et j'incline à croire, d'après certains renseignements, que la proportion des fièvres typhoïdes a été exagérée.

» Dans ce mois, les relevés portent 571 cas de fièvre typhoïde ayant donné 229 décès, soit 40 pour 100 et 103 cas de typhus ayant donné 44 décès, soit 42 pour 100.

» La proportion des décès dans les deux séries est, comme on le voit, à peu près la même.

» Quoi qu'il en soit, l'existence de cas de *typhus* proprement dit ou d'*états typhiques* est à présent un fait admis par la plupart des médecins militaires et démontré par des recherches spéciales de plusieurs d'entre eux. Seulement, pour les uns ce serait le véritable *typhus des camps*, affection *sui generis*, contagieuse, tandis que pour d'autres ce serait un *état typhique* qui viendrait s'ajouter comme complication à des maladies diverses.

» Sans vouloir entrer dans une discussion dont le moment n'est pas venu, je donnerai brièvement les caractères propres à la maladie.

» Le plus ordinairement, soit en Crimée, soit à Constantinople, l'état typhique se déclare dans les ambulances ou dans les hôpitaux chez des hommes déjà malades, des scorbutiques, des diarrhéiques, des blessés, etc. Les personnes qui, surtout, ont fait exception à cette règle et ont été prises au milieu des apparences de la santé, sont les médecins et les infirmiers.

» En Crimée, à l'ambulance de la 1re division où le typhus a particulièrement sévi, la plupart des médecins qui y étaient attachés ont été successivement atteints. *Trois* d'entre eux ont succombé. Il en a été de même pour le plus grand nombre des infirmiers.

» Cette ambulance était placée dans des conditions hygiéniques très-mauvaises, sur un sol bas, couvert de détritus fétides. Les médecins ont dû réclamer jusqu'auprès du général en chef pour obtenir la translation; et, chose caractéristique! il a suffi que l'ambulance fût transportée sur un terrain vierge et bien exposé pour éteindre l'épidémie qui avait déjà fait beaucoup de victimes.

» A Constantinople, c'est dans les hôpitaux le plus chargés de malades graves que ces cas ont été observés, notamment au grand hôpital de Péra.

» Quant aux symptômes principaux de la maladie, j'en emprunte l'énumération au tableau tracé par deux des médecins les plus distingués de l'armée, MM. les docteurs Haspel et Valette.

» Au début, pesanteur de tête, céphalalgie, vertiges, stupeur de la face, réponses lentes, pénibles, délire tranquille, rêvasseries dont le malade peut être tiré quand on fixe son attention; langue d'abord blanchâtre, humide, puis bientôt sèche et brune; abdomen peu ou point météorisé, peu ou point douloureux à la pression; pas de diarrhée ou à peine quelques selles liquides; dans un certain nombre de cas exanthème lenticulaire rougeâtre apparaissant du deuxième au cinquième jour; parfois pétéchies, pouls dépressible, avec ou sans fréquence; chaleur modérée ou quelquefois tendance au refroidissement de la peau.

» Dans certains cas, après quelques jours de cet état, la convalescence se dessine avec une rapidité surprenante, mais ne s'achève qu'avec lenteur. Le plus souvent l'*adynamie* se prononce davantage, la langue devient noirâtre, fendillée, etc. Il survient parfois des *parotides* dont la manifestation est d'ordinaire un signe funeste.

» Dans tous les cas presque sans exception, la maladie est jugée après un petit nombre de jours, soit par une amélioration inespérée et rapide, soit par la mort qui arrive souvent d'une manière imprévue et sans agonie.

» *A l'autopsie*, on ne trouve rien de caractéristique dans les intestins grêles; on constate fréquemment une coloration ardoisée de la muqueuse du gros intestin.

» La rate n'offre aucune altération remarquable. Dans le crâne, il y a congestion sanguine, ainsi qu'un peu d'épanchement séreux sous-arachnoïdien et ventriculaire.

» Dans le cœur et les gros vaisseaux, on note la présence

de caillots diffluents ou d'un sang peu coloré et liquide.

» Cet ensemble de caractères suffit pour établir qu'il n'est pas question ici de la *fièvre typhoïde*, mais bien d'une *affection typhique* qui le plus souvent se développe comme complication dans le cours d'un état morbide antérieur, ou bien apparaît d'emblée sous l'influence d'un séjour prolongé au milieu des malades qui en sont atteints. Cette dernière circonstance, jointe aux caractères de la maladie, ne laisse, à mon sens, aucun doute sur sa nature : *c'est le typhus des camps* qui ne se montre encore qu'à l'état *rudimentaire*, qui n'a acquis ni le développement, ni la malignité des grandes épidémies; mais c'est *le typhus* et cela suffit pour rendre attentif à ses causes.

» Or il est facile de reconnaître que cette affection, favorisée par l'état d'épuisement qui est en quelque sorte le fond de toutes les maladies de l'armée, a pour cause occasionnelle l'infection miasmatique qui provient des détritus organiques et de l'agglomération des malades.

» Aussi est-ce en prévision de l'influence de ces causes que M. Michel Lévy a tant insisté, *en Crimée*, pour l'emploi des moyens d'assainissement que j'ai mentionnés dans mon précédent rapport, et, *à Constantinople*, pour la mise en pratique dans les hôpitaux d'une ventilation constante, pour le redoublement des soins de propreté, pour la désinfection des salles et des latrines, pour l'espacement des malades et la dissémination de ceux atteints de maladies graves.

» Grâce à ces recommandations mises en usage, non pas autant qu'il eût été désirable, mais autant que les circonstances l'ont permis, les affections typhiques qui, vers la fin du mois dernier, menaçaient d'acquérir un développement très-sérieux, ces affections ont cessé de suivre une marche ascendante. On peut constater dans le tableau ci-dessus qu'à Constantinople elles sont restées stationnaires et peu nombreuses. Il en a été de même en Crimée, et cela, non-seulement parmi nos soldats, mais aussi parmi les troupes anglaises et ottomanes. »

Voilà ce que j'écrivais au début de l'épidémie du typhus

dans notre armée, alors qu'il y avait encore quelque incertitude parmi nos médecins militaires sur les caractères propres de la maladie qui était encore souvent confondue, soit avec la fièvre typhoïde, soit avec l'état typhique banal qui peut accompagner des états morbides très-divers.

Mais pour Michel Lévy, pour la plupart des médecins militaires de Constantinople et pour moi, le doute n'existait plus ; nous nous trouvions en présence du typhus des camps qui venait d'éclore dans nos ambulances, de même que peu auparavant il avait commencé à se montrer parmi les Anglais. Michel Lévy ne s'y trompa pas et il agit en conséquence; aussi suis-je bien convaincu que si, à cette première phase de l'épidémie, le typhus ne fit pas de grands progrès, c'est à ses recommandations pressantes, à son insistance infatigable qu'on le doit.

Malheureusement pour l'armée, Michel Lévy revint en France peu de temps après, et quels que fussent le bon vouloir et la science de ceux qui lui succédèrent dans la direction du service médical, ils ne purent obtenir ce que Michel Lévy exigeait avec tant d'autorité.

Si je ne me trompe, ces citations font bien comprendre comment le typhus a pris naissance dans notre armée, non par une apparition soudaine et imprévue, mais comme la résultante de causes d'épuisement et d'infection s'accumulant peu à peu et agissant sur des masses d'hommes agglomérés pendant longtemps sur un même sol. Le début a été insidieux et l'extension de la maladie lente et subordonnée aux circonstances au milieu desquelles se sont trouvés les individus. On remarquera aussi que les cas de typhus bien caractérisés ont été précédés d'états typhiques plus ou moins graves chez des individus cachectisés et présentant des localisations morbides diverses, et que la maladie n'a pu être formellement définie que quand elle s'est déclarée par contagion sur des individus sains, les médecins et les infirmiers par exemple, chez qui elle offrait, nettement accentués, les caractères qui lui sont propres.

J'ai dit plus haut que la reprise de l'épidémie après une

rémission de plusieurs mois, c'est-à-dire sa seconde phase, s'annonça dans le cours de décembre en Crimée. A Constantinople dès le mois de novembre, l'état infectieux des hôpitaux s'était aggravé et se traduisait par la pourriture d'hôpital, l'insuccès des opérations, une mortalité plus grande parmi les affections médicales.

En décembre arrivèrent coup sur coup. de Crimée un nombre considérable de malades dans de mauvaises conditions : scorbutiques, diarrhéiques, ou atteints de congélation des extrémités, et parmi eux bon nombre de typhiques.

Le mois de janvier 1856 est marqué par une aggravation générale dans nos hôpitaux, par les progrès du scorbut et du typhus. Voici comment je résumais la situation du mois de janvier dans un rapport daté du 18 février 1856 :

« En première ligne se présente le *scorbut*, qui est de beaucoup la maladie dominante. On n'en avait compté que 874 cas admis en décembre, le nombre a été de 2403 pour janvier. La progression, comme on le voit, a été très-considérable, et encore faut-il dire que ce chiffre ne représente pas la totalité des malades offrant des signes de scorbut. Il n'indique que les cas dans lesquels l'affection est nettement caractérisée ; tandis qu'en réalité tous les malades qui viennent de Crimée ont, à quelques exceptions près, un fonds scorbutique plus ou moins bien accusé.

» Le scorbut est donc à l'état de progrès menaçant. On peut même affirmer qu'il constitue l'élément morbide fondamental qui pèse sur notre armée, celui qui la mine et l'épuise sourdement, et sur lequel viennent s'enter la plupart des autres manifestations pathologiques auxquelles il imprime la gravité que nous observons. Chose triste à dire ! et sur laquelle je ne saurais trop insister, c'est que le scorbut est maintenant le privilége que notre armée partage presque exclusivement avec les troupes ottomanes.

» Les Anglais et les Sardes en seraient exempts, à en juger par les malades que renferment leurs hôpitaux de Constantinople et, si j'en crois les affirmations de personnes très-compétentes, sur l'état de leurs troupes en Crimée.

» Après le scorbut viennent, dans l'ordre d'importance actuelle, les *affections typhiques*. Ces maladies ne figuraient qu'en petit nombre dans le relevé de décembre, mais déjà à cette époque on annonçait leur réapparition en Crimée. Constantinople ne devait pas tarder à s'en ressentir, et en effet ces maladies y ont rapidement acquis une grande extension. A cet égard, les chiffres qui, dans le tableau, représentent la fièvre typhoïde et le typhus ne donnent qu'une idée incomplète de l'état des choses.

» Ces chiffres s'appliquent aux malades qui, dès leur entrée à l'hôpital, ont offert des symptômes bien tranchés de l'une ou de l'autre de ces affections et pour lesquels il ne peut y avoir de doute qu'entre la fièvre typhoïde et le typhus.

» Chez beaucoup de malades, l'état typhique a eu un caractère bénin ; mais il ne faut pas perdre de vue que nous ne sommes qu'au début de l'épidémie, que celle-ci fait des progrès chaque jour, et qu'il est à craindre que, par la multiplication des cas et l'encombrement des hôpitaux, la maladie ne prenne très-vite un caractère très-grave. Voilà le vrai danger de la situation. »

Cette prévision ne fut que trop justifiée.

Dans le cours de février, le typhus prit dans nos hôpitaux une extension rapide. Outre 1613 cas admis au dehors, c'est-à-dire venant de Crimée, on compta 1235 cas développés sur des malades en traitement et parmi les médecins, les sœurs et les infirmiers. Ces chiffres sont loin cependant de représenter la totalité des affections typhiques dont beaucoup restèrent comprises sous d'autres dénominations. Bref, la mortalité causée en février à Constantinople par la catégorie des typhiques atteignit le chiffre de 905 ; le mois précédent ce chiffre n'avait été que de 184.

Notons que le nombre des états scorbutiques avait progressé dans la même proportion : 4333 cas de scorbut avaient été admis dans les hôpitaux.

La fin de février et le commencement de mars marquèrent l'apogée de l'épidémie typhique à Constantinople. Il faut dire que, sur les réclamations des médecins, les évacuations de Crimée avaient été suspendues. En mars, le typhus fut surtout alimenté par la propagation dans les hôpitaux ; le nombre des cas traités fut de 3307, ayant donné lieu à 1233 décès, soit 37 pour 100.

Pendant la même période, la fièvre typhoïde donna 402 cas et 118 décès, soit 29 pour 100.

Mais, je le répète, les chiffres attribués au typhus ne donnent pas la totalité des cas ; beaucoup de cas secondaires n'y sont pas compris. La mortalité dans nos hôpitaux pendant le mois de mars fut la plus forte qui eût encore été observée.

En Crimée, du 15 mars jusque dans les premiers jours d'avril, le typhus continua de sévir parmi nos troupes. Dans les ambulances, on en comptait à la fois de 14 à 1700 cas. En somme, on peut estimer à 6000 au moins le nombre des morts, par le fait de maladie, pendant le mois de mars 1856 dans notre armée, tant à Constantinople qu'en Crimée.

Pendant le mois d'avril, la décroissance de l'épidémie commence et s'accentue partout ; la gravité des cas est moindre; le plus grand nombre provient de l'infection hospitalière. Le scorbut diminue également.

Pendant les mois qui suivirent jusqu'au rapatriement complet de notre armée, en juillet et août, l'épidémie achève de s'éteindre.

Je dois dire, pour terminer cet exposé, que l'épidémie typhique qui sévissait ainsi dans les hôpitaux n'eut qu'un très-faible retentissement à Constantinople parmi la population : à peine observa-t-on quelques cas de typhus çà et là dans la ville, principalement dans les quartiers voisins des hôpitaux. Ceux-ci d'ailleurs étaient pour la plupart dans de bonnes conditions d'isolement par rapport à la ville.

Ainsi, de tout ce qui précède, il résulte bien que le typhus n'a pas éclaté inopinément dans notre armée à la manière d'une maladie importée, que son début a été précédé par une aggravation progressive dans l'état sanitaire de nos troupes sous l'influence de fatigues extrêmes, d'une mauvaise alimentation, d'une station prolongée sur un sol fétide, de l'entassement des hommes pendant l'hiver dans des tanières ou des tentes infectées, de l'agglomération outre mesure de blessés et de malades déjà septicémisés dans les ambulances, à bord des navires de transport et dans les hôpitaux; que cette aggravation dans l'état sanitaire se traduisait par le nombre croissant des diarrhées incoercibles, des états scorbutiques, par la pourriture d'hôpital, les infections septique et purulente chez les blessés. Enfin, qu'avant l'apparition du typhus on notait déjà depuis un certain temps que la plupart des manifestations morbides étaient accompagnées d'un état typhique qui leur imprimait une gravité insolite.

C'est au milieu de cet état de choses, et alors que les affections scorbutiques prenaient une grande extension, que le typhus exanthématique se montra sourdement, d'une manière insidieuse, d'abord en Crimée, puis à Constantinople, confondu dans les premiers moments avec la fièvre typhoïde et les états typhiques antérieurs, jusqu'au jour où, prenant de l'extension et attaquant des organismes sains, il apparut avec ses caractères propres.

Une fois déclaré dans nos hôpitaux, le typhus s'y maintint jusqu'au bout avec des oscillations en rapport avec l'état sanitaire général de nos troupes et l'encombrement hospitalier; et cela en même temps que des manifestations typhiques plus ou moins graves accompagnaient la plupart des états morbides diversement localisés.

Cette influence typhique généralisée, suivant toutes les oscillations de l'épidémie de typhus, augmenta ou diminua avec l'intensité de celle-ci, et contribua pour une grande part à la mortalité dans nos hôpitaux. Cela est constaté par tous les documents que j'ai analysés.

Il me semble donc bien difficile de ne pas admettre un lien de parenté entre ces états typhiques et le typhus proprement dit, c'est-à-dire une relation de cause. Je dirai plus loin quel est, à mon sens, le caractère de cette parenté.

Si le typhus avait eu une origine indépendante de toutes ces causes, est-ce que le rapport d'intensité eût été aussi constant, les oscillations aussi intimement liées?

Maintenant considérons ce qui se passait à côté de nous, chez nos alliés. Les Anglais, pris au dépourvu au commencement de la guerre, eurent tout d'abord plus à souffrir que nous. Aussi, pendant le premier hiver passé devant Sébastopol, furent-ils très-éprouvés par le scorbut et le typhus. Mais bientôt, réagissant contre l'incurie de leur administration, ils firent de grands efforts et leur armée fut pourvue abondamment de toutes choses. Dès lors plus de scorbut et plus de typhus. Et cependant le typhus est endémique en Angleterre, et, selon M. Chauffard, la race anglo-saxonne serait plus apte que la nôtre à contracter cette maladie.

Mais tandis que dans l'armée anglaise tout concourait avec énergie à l'amélioration de l'hygiène, dans la nôtre la routine réglementaire suivait son cours, malgré les incessantes réclamations des médecins; les causes d'épuisement continuaient d'agir, les conditions hygiéniques ne s'amélioraient pas; et, comme conséquence, les conditions sanitaires de notre armée allaient toujours en s'aggravant avec des atténuations momentanées; si bien qu'après la cessation des hostilités, pendant le second hiver passé en Crimée, les souffrances de nos soldats, loin d'être amoindries, atteignirent le summum de l'intensité, et coïncidèrent avec le développement de la grande épidémie de typhus qui ne cessa qu'avec le rapatriement de nos troupes.

Ainsi, voilà deux armées vivant côte à côte sur le même sol, ayant entre elles des relations constantes, et où l'état sanitaire suit une progression inverse en rapport avec les conditions hygiéniques auxquelles elles sont soumises: l'une, l'armée anglaise, subit tout d'abord les conséquences de son incurie administrative, elle est cruellement atteinte par le scorbut et le typhus, mais à mesure que son état hygiénique s'améliore, ces maladies s'atténuent, et bientôt elle en est entièrement délivrée jusqu'à la fin de la campagne.

L'autre, mieux pourvue au commencement, souffre moins dans les premiers temps; mais comme les conditions hygiéniques, loin de s'améliorer, tendent plutôt à y devenir plus mauvaises, l'armée française va s'étiolant, se cachectisant de plus en plus, et devient finalement la proie d'une épidémie des plus meurtrières.

Ne trouvons-nous pas dans cette comparaison la preuve incontestable de l'action toute puissante des causes dites banales sur la production du typhus exanthématique ? et est-il nécessaire d'invoquer ici l'importation d'un contagium se multipliant ensuite sous l'influence des conditions où se trouvait notre armée ? Je reviendrai plus loin sur cette question de contage et sur la part qui lui revient dans les épidémies de typhus ; mais dès à présent je crois pouvoir dire qu'en présence des faits que j'ai exposés, il est impossible de ne pas reconnaître que le typhus a pris naissance dans notre armée indépendamment de toute importation, et s'y est maintenu tant que les causes d'épuisement et d'infection qui pesaient sur elle ont persisté.

En vain on invoquera l'exemple de Metz, où les souffrances ont pu être très-vives, mais où elles n'ont eu qu'une très-courte durée. Et quant à Paris, je puis affirmer que les privations, les fatigues et les misères qui furent la conséquence du siége n'ont rien de comparable pour l'intensité avec ce qu'eut à souffrir notre armée devant Sébastopol.

Et cependant il était temps que le siége de Paris prît fin. Déjà les avant-coureurs du typhus se dessinaient ; le scorbut faisait son apparition ; les états typhiques dominaient de plus en plus ; toutes les maladies devenaient graves, et la mortalité prenait des proportions insolites. Bref, nous observions alors l'état de choses qui en Crimée et à Constantinople précéda l'apparition du typhus ; celui-ci n'avait pas encore éclaté, mais on peut affirmer qu'à la fin du siége de Paris le typhus exanthématique n'était pas loin. Ainsi les exemples invoqués par M. Chauffard n'ont pas à nos yeux toute la valeur qu'il leur attribue.

Ces exemples sont insuffisants.

Je passe à l'examen des deux autres épidémies de typhus dont j'ai été témoin et dont l'étude, tout en confirmant mes observations précédentes sur les caractères essentiels de la maladie et sur sa genèse, a cependant modifié, à certains égards, ma manière de voir sur les propriétés du contagium typhique.

Les deux épidémies dont je veux parler se rattachent aux grandes émigrations de Tartares et de Circassiens qui vinrent chercher un asile sur le territoire ottoman.

Typhus de l'émigration tartare.

La première de ces épidémies eut lieu en 1860 parmi les Tartares Nogaïs partis de la Crimée et de plusieurs autres points du territoire russe. Pendant le cours de l'hiver 25 000 environ arrivèrent à Constantinople sur des navires où ils étaient entassés au delà de ce qu'on peut imaginer. Leur misère était affreuse, et le typhus régnait parmi eux.

Ils furent accueillis par les Turcs avec beaucoup d'empressement, mais aussi avec beaucoup d'imprévoyance. Rien n'avait été préparé pour les recevoir. On leur assigna pour domicile dans l'intérieur de la ville des khans qui devinrent bientôt des foyers d'infection d'où le typhus se répandit dans les quartiers voisins. Durant tout cet hiver non-seulement le typhus exanthématique présenta plusieurs foyers distincts au cœur même de Stamboul, mais des cas de la même maladie furent observés çà et là dans presque toutes les parties de la ville, principalement dans les maisons turques où les émigrants étaient admis. Ces cas, le plus souvent isolés et sans suite, donnèrent lieu parfois à des foyers épidémiques.

Cependant, malgré cette dispersion de la maladie, on ne saurait dire que l'épidémie ait été généralisée. Elle demeura, sauf les cas dont il vient d'être question, a peu près attachée aux foyers primitifs, c'est-à-dire aux lieux habités par les Tartares émigrants, sans tendance envahissante. Il faut noter que chez ces malheureux, en proie à la misère la plus sordide, le typhus apparaissait au milieu de toute sorte de manifestations cachectiques (scorbut, diarrhée) et n'offrait pas toujours, à beaucoup près, les caractères de la maladie type, tandis qu'il en était tout autrement chez les individus sains qui avaient contracté le typhus dans leurs rapports avec eux.

C'est dans ces cas par transmission que le typhus se montrait avec tous ses caractères pathognomoniques. On peut même affirmer qu'à défaut de ces cas il eût été peut-être impossible de démontrer la présence du typhus proprement dit parmi les émigrants, tant celui ci était en quelque sorte masqué par les états morbides concomitants.

A la fin de l'hiver, ceux qui avaient échappé à l'épidémie furent embarqués et transportés sur différents points du littoral ottoman, où, invariablement, ils importèrent le typhus, bien que la maladie fût considérée comme éteinte parmi eux. De même les équipages des navires qui les portaient furent cruellement éprouvés.

Véritables véhicules du germe morbifique, ces émigrants semèrent partout le typhus sur leur passage, sans toutefois qu'il en résultât d'épidémie considérable. Ces manifestations restèrent localisées et s'éteignirent avec la belle saison. Il en fut de même à Constantinople. Une fois les Tartares partis et leurs logements désinfectés, le typhus cessa.

A quelques mois de là, au milieu de l'été, de nouveaux convois partis de Crimée amenèrent encore 30 000 nouveaux émigrants à Constantinople. Mais, cette fois, sur les représentations du conseil de santé, on ne leur permit pas de pénétrer dans la ville. Ils furent campés et isolés sur la côte d'Asie.

Ceux-ci eurent encore beaucoup à souffrir, mais ce fut principalement de la dysentérie et des fièvres palustres. Quant à la ville elle n'en ressentit aucune influence. Ainsi, l'émigration pendant l'hiver de ces Tartares, en proie à une misère indicible, avec entassement à bord des navires, et plus tard agglomération dans des khans, est accompagnée d'une épidémie de typhus qui se propage autour d'eux ; tandis que l'émigration analogue qui eut lieu pendant l'été, c'est-à-dire dans de meilleures conditions au point de vue de l'aération, donne lieu à des maladies où le typhus n'eut qu'une part restreinte.

L'influence du confinement comme cause d'épidémie est ici bien évidente. L'origine première de la maladie l'est beaucoup moins, je le reconnais ; car on peut, à la rigueur, soutenir que ces Tartares avaient apporté de leur pays le typhus qui prit de l'extension par le fait des conditions fâcheuses auxquelles ils furent soumis. Mais cependant ce n'est là qu'une possibilité, beaucoup moins probable que la manière de voir qui admet un rapport de cause à effet entre les conditions invoquées et la genèse du typhus parmi ces émigrants.

Typhus de l'émigration circassienne.

Voyons maintenant ce que nous enseigne la troisième épidémie à laquelle il m'a été donné d'assister.

Celle-ci a eu des proportions plus vastes et des conséquences plus désastreuses que les deux précédentes, puisqu'elle a eu pour résultat l'extinction à peu près complète de tout un peuple.

Cette épidémie eut pour origine une nouvelle émigration, non plus, comme celle de 1860, uniquement formée de Tartares, mais composée en grande partie de tribus circassiennes occupant le versant du Caucase qui aboutit à la mer Noire. Vers la fin de 1863, ces peuplades vaincues par les Russes, chassées de leurs montagnes et acculées à la mer, n'avaient d'autre alternative que de se rendre à merci ou de fuir.

Plutôt que de se soumettre elles se précipitèrent sur tous les moyens de transport qui s'offrirent à elles, et, dénuées de tout, sans vivres, presque sans vêtements, elles vinrent sur de simples barques à travers la mer Noire chercher un refuge en Turquie.

Du commencement de novembre 1863 jusqu'au mois de juillet 1864, plus de 300 000 de ces émigrants de tout âge débarquèrent ainsi sur le littoral ottoman où ils formèrent des agglomérations plus ou moins nombreuses. A Trébizonde et à Samsoun, où vinrent aboutir les principaux courants de l'émigration, les masses agglomérées prirent des proportions formidables. A certains moments Trébizonde eut jusqu'à

70 000 émigrants dans son voisinage et Samsoun en compta au delà de 120 000 dans un petit rayon. Ceux qui arrivèrent les premiers pendant l'hiver étaient mourants de faim, de soif et de froid. Ils venaient par convois portant souvent plusieurs milliers d'individus tellement entassés dans les barques que, jusqu'au moment de l'arrivée, les morts restaient accolés aux survivants. Ils apportaient avec eux la variole et presque tous souffraient de diarrhée ou d'affections thoraciques.

Une fois à terre leur situation, quoique moins douloureuse, restait très-grave. Arrivés à l'improviste, tout dans les localités où ils abordèrent faisait à peu près défaut, les vivres comme les abris. Les premiers venus envahirent les villes du littoral où ils s'entassèrent dans les khans, les boutiques, les bouges, partout où ils trouvaient un abri contre le froid, vivant ainsi confinés dans une atmosphère infecte, au milieu des immondices et des malades, et n'ayant qu'une alimentation insuffisante ou plutôt mourant littéralement de faim. Plus tard, à mesure que le nombre des arrivants augmentait, ils s'installèrent comme ils purent dans des campements improvisés rendus supportables dans la belle saison, mais qui, infectés à leur tour, devinrent aussi des foyers morbifiques. Pour comble de malheur jamais les efforts de l'administration ottomane ne furent proportionnés aux besoins; de sorte qu'indépendamment des conséquences de l'infection au milieu de laquelle ils vivaient, ces malheureux eurent jusqu'au bout constamment à souffrir de la faim.

J'ai dit que les premiers arrivants en novembre et décembre 1863 apportaient avec eux la variole. Leur agglomération à Trébizonde fut bientôt suivie de l'apparition du typhus qui prit une rapide extension et vint compliquer les diverses manifestations morbides auxquelles ils étaient en proie. La variole et le typhus se propagèrent aux habitants. Au mois de février la ville de Trébizonde envahie déjà par 12 000 Circassiens présentait une situation horrible. Ces malheureux, malades ou non, encombraient tous les espaces disponibles. La mortalité était énorme. Les cadavres, à peine recouverts d'une légère couche de terre ou simplement de neige, répandaient une odeur infecte. Les vivres étaient rares, les eaux potables étaient devenues fétides par les infiltrations d'un cimetière que traversait le principal conduit. Vers le milieu de février plus de 3000 émigrants avaient déjà succombé à Trébizonde, sans compter les habitants enlevés par la variole et le typhus. Sur 2300 individus logés dans le lazaret, 1600 étaient morts à la fin de février.

Ce fut au milieu de cette situation, qui s'aggravait de jour en jour, qu'arrivèrent enfin quelques secours de Constantinople, et qu'un médecin français, aussi courageux qu'intelligent, le docteur Barozzi, envoyé par le conseil de santé avec pleins pouvoirs, prit en main la direction des secours. Grâce à son énergie, la ville fut promptement évacuée par tous les émigrants, et ceux-ci furent installés dans des campements bien choisis. L'effet de cette mesure et des désinfections opérées fut décisif sur l'état sanitaire de la ville. La variole et le typhus s'y éteignirent assez rapidement. Quant aux émigrants, l'effet immédiat du campement en plein air fut une amélioration notable. Mais cette rémission ne fut pas de longue durée.

Dans le courant de mars le flot des émigrés prit des proportions colossales. Et comme ils arrivaient toujours dans le plus complet dénûment, et comme les ressources manquaient, les camps furent bientôt infectés et la mortalité reprit de plus belle. La plupart mouraient, surtout les femmes et les enfants, dans un état d'épuisement accompagné de diarrhée.

En mai, le nombre des Circassiens campés autour de Trébizonde s'élevait à environ 60 000, donnant une mortalité de 300 à 400 par jour.

Quelque grave que fût cet état de choses, le désastre qui eut lieu parmi les émigrants agglomérés à Samsoun fut plus effroyable encore.

Cette petite ville de quelques milliers d'habitants est située sur un point du littoral de la mer Noire où l'endémie palustre existe au plus haut degré d'intensité, et où les ressources ne sont pas abondantes.

Le nombre des fugitifs qui vinrent y chercher un asile pendant l'hiver ne fut pas très-nombreux; aussi jusqu'au mois de mars n'y signalait-on, parmi les émigrants, rien de très-grave. Les affections observées étaient les mêmes qu'à Trébizonde : cas nombreux de variole, dysenterie, diarrhées colliquatives, états typhiques.

Le 20 avril, le chiffre des Circassiens débarqués à Samsoun ne dépassait pas 10 000, mais à partir de cette époque le grand courant de l'émigration afflua sur ce point avec une telle rapidité, que le 15 mai la masse agglomérée y était de 80 000 et que dans les premiers jours de juin elle dépassait 120 000.

Il va sans dire que rien n'était préparé pour secourir une telle multitude.

De même qu'on l'avait vu à Trébizonde, les premiers venus s'étaient en quelque sorte emparés de la ville où ils s'accumulèrent. Les autres durent bivouaquer au dehors comme ils purent, coupant les arbres pour faire des abris et se chauffer, et se nourrissant de maraudes.

Les conséquences d'une telle agglomération, compliquée de famine, ne furent pas longues à se produirent : typhus, variole, dysenterie, diarrhées colliquatives, états scorbutiques, éclatèrent avec violence et amenèrent bien vite une mortalité considérable.

Le docteur Barozzi, instruit de cette situation, prit le parti de se rendre à Samsoun. Il y arriva le 15 mai. Le tableau que présentait alors la ville était affreux.

Envahie par une foule affamée, elle offrait l'image de la désolation; partout des mourants et des morts, sur le seuil des portes, sous les auvents des boutiques, dans les maisons, au milieu des rues, dans les jardins. La population terrifiée, en proie au typhus et craignant le pillage, commençait à fuir.

L'aspect des campements n'était pas moins lamentable. Plus de 50 000 individus s'y trouvaient sans abris, mourant de faim, travaillés par la maladie, au milieu des cadavres sans sépulture. A force d'énergie et à l'aide de quelques secours qu'il obtint, M. Barozzi parvint, pour quelque temps, à améliorer cet état de choses. Outre la question de nourriture, un de ses premiers soins fut de faire évacuer la ville et enterrer les cadavres.

Pour cela, il dut donner l'exemple et payer de sa personne.

La situation de la ville put être momentanément améliorée. Mais les arrivages d'émigrants se multipliaient, et les ressources alimentaires restaient insuffisantes. On n'avait guère que 10 000 à 12 000 kilogrammes de mauvais pain à distribuer par jour à plus de 100 000 individus, et comme la répartition était inégale, il se trouvait que le plus grand nombre ne recevait rien et en était réduit à se nourrir de racines, d'herbes et de tous les détritus imaginables.

De sorte que ces malheureux succombaient plus encore aux conséquences de l'inanition qu'à celles des maladies qui tout d'abord avaient fait des ravages parmi eux. A ce moment, c'est-à-dire au commencement de juin, c'est à peine s'il était permis de reconnaître chez eux les signes caractéristiques du typhus. Ce qui dominait, c'était un état cachectique, avec diarrhée, bouffissure, œdème des membres, ecchymoses scorbutiques, marasme, état que la mort terminait le plus souvent d'une manière soudaine.

Pendant cette période, la mortalité dans les campements de Samsoun n'était pas estimée à moins de 500 par jour.

M. Barozzi ayant été appelé à Constantinople pour y rendre compte de la situation et indiquer le parti à prendre, les mesures d'ordre qu'il avait prises ne furent pas maintenues. La ville de Samsoun fut de nouveau envahie. Le médecin que M. Barozzi avait chargé de le remplacer, fut impuissant contre le désordre.

Le 7 juillet, il annonçait que, soit par suite d'évacuations opérées par terre et par mer, soit par la mort, le nombre des émigrants à Samsoun était réduit à 80 000; que dans les campements les fièvres pernicieuses palustres commençaient à sévir, que toutes les mesures sanitaires étaient entièrement négligées, et qu'enfin le typhus prenait de l'extension en ville.

Quelques jours plus tard ce digne médecin, le docteur Marcoaldi, victime de son zèle, était emporté par un typhus à marche foudroyante.

Trébizonde et Samsoun ne furent par les seuls points du littoral ottoman où vinrent aborder les Circassiens fugitifs. Platana, Sinope, Héraclée, Inéboli, en reçurent un certain nombre, mais comme l'encombrement et les misères y furent moindres, les conséquences y furent aussi moins graves. Il faut toutefois en excepter Inéboli, petite bourgade où l'invasion de 10 000 émigrants amena un vrai désastre.

Avec le mois de juillet commença pour l'émigration une nouvelle phase, pendant laquelle les survivants furent transportés du point où ils avaient primitivement débarqué jusqu'aux lieux qui leur avaient été assignés pour résidence définitive.

Pendant l'hiver 40 000 environ avaient été déjà transportés à Varna et à Kustendjé, et de là dirigés dans l'intérieur de la Bulgarie. Ce que nous en avons appris, c'est qu'ils ont beaucoup souffert dans ce voyage, que partout ils ont propagé la variole et le typhus aux populations qu'ils traversaient, et qu'en définitive une faible partie de ces malheureux est arrivée à destination.

Les conséquences du transport par mer furent telles pour les équipages des navires, que ces voyages durent être suspendus et qu'ils ne furent repris qu'au mois de juillet.

Le gouvernement ottoman affecta à l'évacuation de Trébizonde et de Samsoun de grands navires remorqués par des bateaux à vapeur. C'est ainsi que dans l'espace de trois mois les émigrants agglomérés sur ces deux points furent, par des convois successifs, transportés, pour la plupart, sur différents points du littoral de la mer Noire, de la mer de Marmara, et même au delà des Dardanelles aux environs de Smyrne, d'une part, de Salonique, de l'autre, et jusque dans l'île de Chypre. Naturellement on n'embarquait que les plus valides, et cependant les suites de ce nouveau transport maritime à bord de navires encombrés furent des plus graves. On en pourra juger par quelques exemples.

Un convoi composé de 6 navires, portant ensemble 6863 émigrés à destination de Panderma dans la Propontide, accusait à son passage dans le Bosphore avoir perdu dans le trajet depuis Trébizonde 164 passagers, et ce chiffre était au-dessous de la réalité. Sur 6300 émigrants débarqués à Panderma, 800 avaient déjà succombé en moins d'un mois, et le typhus s'était déclaré parmi les habitants.

Un autre convoi de 1300 Circassiens répartis sur 2 navires comptait 211 morts dans un trajet de quatre jours depuis Samsoun jusqu'au Bosphore. Un navire parti de Trébizonde avec 600 passagers en avait perdu 180 à son arrivée à Salonique dans une traversée de six jours.

Le 13 octobre arriva à Kustendjé, près de Varna, un convoi composé de 2 bricks et d'une frégate à vapeur portant 4250 émigrants partis de Samsoun. 520 avaient succombé, pendant la traversée. Les survivants, dit le médecin, étaient des squelettes animés; 280 moururent à Kustendjé dans l'espace de quelques jours. Les autres furent dirigés par le Danube sur Widdin où ils arrivèrent à la fin d'octobre dans l'état le plus pitoyable au nombre de 2000 environ. Plus de la moitié étaient morts dans le voyage.

Voici un épisode plus lugubre encore.

Le 21 septembre étaient arrivés devant Constantinople deux navires à voiles remorqués par un vapeur portant ensemble 2600 Circassiens pris à Samsoun. Ces trois navires ne comptaient plus à leur arrivée dans le Bosphore, après trois jours de traversée, que 2350 passagers. Dans cet état, ils furent ravitaillés et repartirent pour l'île de Chypre où ils arrivèrent le 12 octobre.

Le bruit de la venue de ces émigrants avait répandu l'alarme parmi la population. Il y eut même velléité de s'opposer à leur débarquement, à raison des maladies contagieuses qu'on disait exister parmi eux et de la férocité supposée des Circassiens. Mais quand on vit que ces malheureux, loin d'être capables de pillage, étaient à peine en état de se mouvoir, la pitié fit place à la terreur et ils furent débarqués. 1343 survivants des 2600 pris à Samsoun furent descendus à terre. Parmi eux 800 étaient dans un état très-grave.

Ainsi de Constantinople à Chypre, dans une traversée de dix-huit jours, 1000 avaient été jetés à la mer.

. Le 17 octobre, c'est-à-dire au bout de cinq jours, des 1343 débarqués il ne restait plus que 888 survivants, et le 31 octobre 717. Enfin le 28 novembre leur nombre était réduit à 200 ou 300, dans un état qui faisait présager leur extinction prochaine.

Ici la longue durée du voyage par mer, dans des conditions d'encombrement et de misère effroyables, a eu particulièrement une influence des plus funestes; cependant on peut dire qu'avec des nuances dans la gravité, cette phase de l'émigration comprenant le transport maritime des émigrants jusqu'aux lieux de leur résidence définitive ne fut pas moins meurtrière pour ces malheureux que le séjour dans les campements. Il faut ajouter que l'état sanitaire de ceux-ci ne s'était pas amélioré pendant la belle saison et que, sous l'action des causes déjà énumérées auxquelles s'était ajoutée, pour une grande part, l'influence palustre, la mortalité n'avait pas cessé jusqu'au bout d'y être très-considérable. Au moment de leur embarquement la plupart des émigrants étant déjà épuisés par la misère et les maladies, l'infection qu'ils produisaient à bord leur était promptement fatale.

En vain à cette époque on recherchait chez eux les caractères essentiels du typhus exanthématique, on ne trouvait que des individus émaciés, infiltrés, scorbutiques, atteints de diarrhée colliquative et de fièvre, en un mot des malades cachectiques et qui s'éteignaient presque toujours subitement sans autres manifestations; et cependant de ces individus, de l'atmosphère confinée où ils vivaient se dégageaient invariablement les principes de deux maladies, la variole et le typhus exanthématique.

Aucun des navires qui les transportèrent n'échappa à l'infection, surtout à celle qui produit le typhus. Dans certains cas les équipages furent tellement atteints que les voyages durent être suspendus; ce qui contribua beaucoup à retarder l'évacuation des campements.

Voici, entre autres, un fait qui montre jusqu'où pouvaient aller pour l'équipage les conséquences de l'infection typhique. Un navire grec de 200 tonneaux embarque à Samsoun 800 Circassiens pour les conduire à Gallipoli. Il est remorqué par un vapeur chargé de 2000 émigrants.

En cinq jours ils arrivent à destination après avoir perdu beaucoup de monde. L'infection était telle à bord que tous les hommes en étaient indisposés. Après avoir débarqué les Circassiens à Gallipoli le navire grec est lavé et il revient tout de suite à Constantinople; à peine y était-il arrivé que tout l'équipage composé de 12 hommes y compris le capitaine est atteint de typhus; 2 matelots succombèrent rapidement, les autres étaient gravement malades, mais j'ignore quelle fut pour eux la terminaison. Ainsi, dans ce cas, personne n'échappa à l'infection; je pourrais citer d'autres faits analogues.

Plusieurs centaines de matelots frappés de variole et en plus grand nombre de typhus exanthématique durent être débarqués au passage des navires dans le Bosphore et traités dans les hôpitaux de Constantinople, où, je le dis dès à présent, la maladie ne se propagea pas d'une manière bien prononcée. J'ai traité bon nombre de ces cas à la clinique de l'Ecole de médecine. J'y reviendrai plus loin à propos des caractères de la maladie.

Ce ne furent pas seulement les équipages en contact avec les Circassiens émigrants qui eurent à souffrir de leur voisinage. Partout, dans les localités où ils furent conduits, leur passage et surtout leur séjour furent marqués par l'apparition de la variole et du typhus et sur plusieurs points par des épidémies graves. Cependant il est à noter que ces épidémies ne se prolongèrent pas et qu'en ce qui regarde le typhus elles ne rayonnèrent pas au loin. Ainsi on peut considérer comme fait bien établi, que dans cette odyssée les Circassiens transportaient avec eux le germe du typhus, sans qu'eux-mêmes en présentassent toujours les atteintes évidentes.

A ce sujet je crois utile de rapporter ici un exemple des plus remarquables.

Le 13 décembre 1863, un paquebot des messageries françaises, *la Tamise*, embarque à Trébizonde 115 Circassiens. C'était dans les premiers temps de l'émigration et avant les grandes catastrophes qui suivirent. Cependant comme le typhus et la variole avaient été déjà signalés parmi eux, les Circassiens embarqués avaient été soumis à une visite médicale, et ils paraissaient tous bien portants. De plus on les avait installés sur le pont avec défense expresse de pénétrer dans l'intérieur du navire.

La *Tamise* arrive à Constantinople le 19 décembre après une rude traversée et avec tout son monde en bonne santé, sauf trois hommes de l'équipage atteints de variole bénigne. Les Circassiens furent débarqués sans apparence de maladie. Dès l'arrivée à Constantinople, un officier de la *Tamise* fut détaché sur un autre paquebot pour aller faire un voyage à Salonique. A son retour à Constantinople, à la fin de décembre, il tombe malade et il est transporté à l'hôpital français où il meurt le 11 janvier ayant présenté les symptômes caractéristiques du typhus exanthématique.

Cependant la *Tamise* avait repris la mer le 28 décembre pour retourner à Trébizonde. A peine le navire était-il entré dans la mer Noire que le typhus éclate à bord, et dans l'espace de quelques jours frappe 16 personnes de l'équipage, particulièrement les officiers et les hommes employés à la machine; 6 de ces malades meurent, savoir : le capitaine, le second, le chef mécanicien, les deux chefs chauffeurs et le maître d'hôtel. Chez ce dernier la maladie eut une marche foudroyante. Le paquebot en détresse dut relâcher à Sinope où les malades furent débarqués et où le navire fut désinfecté. Dans le voyage de retour à Constantinople plusieurs personnes du bord éprouvèrent encore des troubles de santé, mais sans suites sérieuses; ce qui motiva une nouvelle désinfection plus complète.

Ainsi, sur un équipage d'une cinquantaine d'hommes, 17 (en y comprenant l'officier mort à Constantinople) avaient été atteints de typhus et 7 avaient succombé.

Ce n'était pas un fait ordinaire que celui d'une épidémie de typhus frappant de préférence l'état-major d'un navire à l'exclusion des matelots, et cela après le simple transport sur le pont d'une centaine de Circassiens non malades, et par une température glaciale. Aussi crus-je nécessaire de rechercher, par une enquête minutieuse, toutes les circonstances qui avaient accompagné le transport des Circassiens sur la *Tamise*. Cette enquête nous révéla le fait suivant, qui avait tout d'abord été dissimulé : Le 16 décembre, pendant une relâche forcée à Sinope, le pont étant envahi par la neige, on vint avertir le capitaine que des vieillards, des femmes et des enfants mouraient de froid. Le capitaine, mû par un sentiment d'humanité, donna l'ordre, malgré sa consigne, qu'on les réchauffât à la machine. Une quarantaine de ces malheureux furent donc introduits au voisinage de celle-ci dans une soute à charbon, c'est-à dire dans une atmosphère chaude et confinée où ils séjournèrent pendant vingt-quatre heures.

Il n'en fallut pas davantage pour infecter cette partie du navire.

Par là s'expliquait tout naturellement la contamination des mécaniciens, des chauffeurs, des officiers, en un mot du personnel qui est en rapports constants avec la machine, à l'exclusion des matelots qui vivent au grand air et logent à l'avant du navire.

Ce fait est trop significatif pour avoir besoin de commentaires.

Voyons à présent quelles furent, pour Constantinople, les conséquences de l'émigration circassienne.

A la première nouvelle de l'arrivée des émigrants à Trébizonde, le conseil de santé recommanda l'application des mesures d'hygiène déjà mises en pratique trois ans auparavant, et il insista pour que les émigrants ne fussent pas admis à Constantinople. Mais déjà plusieurs convois en avaient amené 2000 environ en novembre et décembre; malgré toutes les recommandations, ils furent casernés au milieu de quartiers populeux où bientôt le typhus et la variole firent apparition. C'est alors que le gouvernement, sur les représentations énergiques du conseil de santé, décida qu'aucun convoi d'émigrants ne serait reçu à Constantinople, et que les navires chargés de les transporter au delà du Bosphore y seraient simplement ravitaillés et continueraient leur route sans débarquer leurs passagers. Cette mesure reçut son exécution après l'épidémie de la *Tamise*. Elle eut tout d'abord un excellent effet. Les cas de typhus devinrent plus rares dans la ville, et comme les Circassiens débarqués furent assez promptement transportés ailleurs, on put espérer que la ville échapperait à une épidémie.

Mais le typhus et la variole, chassés de la ville avec les émigrants, y rentrèrent bientôt par deux sources, dont l'une n'avait pas été prévue; d'abord par les équipages des navires infectés, dont les malades à leur passage dans le Bosphore étaient débarqués et envoyés dans les hôpitaux où ils formèrent des foyers permanents qui toutefois, grâce à la bonne tenue de ces établissements, n'eurent pas de conséquences bien graves. Cependant il y eut bon nombre de cas de transmission de typhus et de variole.

Les cas contractés pendant l'hiver, soit à bord des navires, soit dans les hôpitaux, furent en général beaucoup plus graves que ceux observés pendant l'été à l'époque des grandes évacuations de Samsoun et de Trébizonde.

Dans les premiers, les complications thoraciques avaient une grande part dans la gravité de la maladie, tandis que dans les seconds c'étaient des troubles abdominaux, accompagnés le plus souvent de manifestations d'origine palustre qu'on observait. Mais chez les uns comme chez les autres, quelle que fût la gravité, le fond typhique de la maladie se montrait par ses phénomènes propres et notamment par l'exanthème caractéristique.

J'ai vu à ma clinique des cas où la forme rémittente palustre était nettement accusée et où l'exanthème typhique était confluent. Dans ces cas le sulfate de quinine administré à propos avait une efficacité bien manifeste.

L'autre source de contamination pour Constantinople fut le fait d'une o lieuse spéculation que nous n'avions pas prévue. Des marchands d'esclaves se rendirent à Trébizonde et à Samsoun et là, profitant de la détresse des émigrants, ils achetaient à bas prix les enfants à leur convenance qu'ils expédiaient à Constantinople sur des navires nolisés pour ce trafic. A Constantinople, ces enfants étaient revendus avec bénéfice et ils furent ainsi introduits dans un grand nombre de harems, et avec eux le typhus ainsi que la variole. Certains harems de grands dignitaires devinrent des foyers épidémiques où le typhus surtout amena de véritables désastres. Il m'a été donné plusieurs fois d'observer la maladie dans ces conditions. Les enfants qui l'avaient importée en étaient bien rarement atteints eux-mêmes ; mais ils étaient malingres, diarrhéiques, et beaucoup succombaient dans le marasme ; tandis que les personnes atteintes autour d'eux présentaient tous les caractères du typhus exanthématique à ses différents degrés de gravité.

Ces épidémies partielles n'eurent d'ailleurs qu'un faible retentissement, et c'est à peine si dans la ville, en dehors des foyers, des cas de typhus furent observés çà et là.

En novembre, l'état sanitaire de Constantinople était revenu à des conditions normales. L'odyssée des Circassiens était terminée.

Les campements de Trébizonde et de Samsoun étaient évacués après avoir été jusqu'au bout des foyers de mort ; il arrivait bien encore de temps à autre quelques barques chargées de fugitifs, mais la grande émigration était terminée.

En moins d'un an, sur 300 000 environ qui avaient cherché un refuge en Turquie, plus des deux tiers étaient morts, et les autres achevaient de s'éteindre sans espoir de se perpétuer. La plupart des femmes et des enfants ayant succombé, la race était frappée dans son avenir. Tel fut ce triste exode qu'on peut inscrire au nombre des grandes calamités de ce siècle.

Il me reste à examiner ces faits au point de vue doctrinal.

Examen des faits au point de vue doctrinal.

De cet exposé il se dégage, ce me semble, plus d'un enseignement

C'est d'abord que, dans les trois épidémies en question, le typhus a éclaté au milieu d'un concours de circonstances identiques, et comme la résultante de causes déprimantes prolongées et des maladies qu'elles produisent sur des masses d'hommes agglomérés et confinés dans des espaces devenus infectieux.

En dehors de cette relation étroite, on chercherait en vain une autre explication plausible de l'origine du typhus dans ces trois épidémies. Rien n'y milite en faveur d'une importation, ni le début, ni l'évolution, ni les suites.

N'avons-nous pas vu que si le typhus est contagieux et importable à distance, il ne se propage pas facilement en dehors de ses foyers d'émission, et ne donne pas lieu à des épidémies envahissantes comme le choléra? L'immunité presque complète de la ville de Constantinople pendant la guerre de Crimée et mille autres exemples le prouvent bien. Comment admettre que le typhus aurait été communiqué aux armées alliées devant Sébastopol par les Russes, quand nous savons que la maladie s'est montrée parmi ceux-ci à la même époque que dans notre armée, au milieu des mêmes circonstances, et alors que les contacts entre les belligérants étaient rares autrement qu'à coups de canon? Ajoutons que ce n'est pas parmi les prisonniers russes qu'on a observé les premiers cas de typhus.

Quant à l'épidémie circassienne, à moins de supposer que les émigrants aient apporté le typhus de leurs montagnes, ce qui serait bien extraordinaire, il faut bien reconnaître que la maladie a éclaté parmi eux sur le sol ottoman, où elle n'existait pas avant leur arrivée.

Nous devons donc, jusqu'à preuve du contraire, nous en tenir à l'étiologie banale pour ces trois épidémies.

Un autre enseignement qui ne doit pas être perdu de vue, c'est qu'aucune de ces épidémies ne s'est présentée comme étant constituée par une collection de faits simples, ne différant entre eux que par des degrés d'intensité ou des nuances dans la symptomatologie. Dans toutes les trois, l'épidémie était formée en majorité de cas complexes où le contage typhique n'intervenait, chez des individus déjà malades, que comme un élément morbifique surajouté. De là des différences très-notables dans l'expression symptomatique, suivant que l'individu atteint était déjà en proie au scorbut, à la dysenterie, à une affection thoracique, à l'intoxication palustre ou à un état cachectique quelconque. Ce fut surtout pendant la guerre de Crimée et dans la dernière émigration circassienne que ces états complexes se montrèrent très-nombreux.

Ainsi, pendant le mois de février 1856, sur 2848 typhiques admis ou atteints dans les hôpitaux de Constantinople, 1235 cas se sont déclarés chez des malades en traitement, parmi lesquels 470 étaient atteints de diarrhée chronique, 442 de scorbut, 166 de dysenterie, 129 de maladies diverses, dont 21 cas de fièvres intermittentes ou rémittentes, 25 de congélation et 3 d'affections chirurgicales.

Notons que ce relevé ne comprend que les cas de typhus bien caractérisé. On peut dire qu'aucune affection ne fut une garantie d'immunité.

Mais indépendamment de ces états morbides pour la plupart chroniques où l'intoxication typhique amenait souvent la mort sans réaction caractéristique, on observa dans les trois épidémies des formes très-différentes de typhus en rapport avec les influences saisonnières. Ainsi, en hiver, le typhus empruntait aux affections catarrhales des voies respiratoires une physionomie bien distincte de celle observée en été, alors que dominaient les troubles intestinaux et les fièvres palustres.

Rien ne fut plus commun, pendant la guerre de Crimée, que le typhus se présentant sous l'aspect d'une fièvre catarrhale, d'une grippe, avec exanthème pétéchial et n'ayant dans certains cas qu'une durée de quelques jours et peu de gravité.

D'un autre côté, pendant l'émigration circassienne, j'ai vu bon nombre de cas provenant des équipages des navires dans lesquels le typhus exanthématique était nettement combiné, soit avec une dysenterie aiguë, soit avec l'élément palustre se traduisant d'ordinaire par des accès rémittents avec tendance pernicieuse.

Cette dernière combinaison, presque toujours funeste quand la maladie était abandonnée à elle-même (ce qui était la règle dans les campements), donnait au contraire de grandes chances de guérison lorsque le sulfate de quinine était administré d'une manière convenable.

A côté de ces états complexes où l'intoxication typhique, tout en imprimant un caractère spécial à la maladie, n'en était pourtant qu'un des éléments, à côté de ces états se montraient les cas de typhus type, d'autant mieux caractérisés que l'individu atteint était dans de bonnes conditions de santé. Aussi ces cas se voyaient-ils de préférence chez les personnes saines qui entouraient les malades, chez les médecins, les infirmiers, les sœurs de charité, parmi les équipages des navires chargés d'émigrants, parmi les populations en rapports avec eux; c'étaient, en d'autres termes, des cas de typhus contracté en dehors des conditions morbifiques au milieu desquelles vivait la masse contaminée, et résultant uniquement de l'action du germe toxique sur des individus sains.

Ces cas types étaient, je le répète, les moins nombreux; ils présentaient en général moins de gravité; mais en réalité ils servaient de critérium pour caractériser l'épidémie, et pouvaient être considérés comme les réactifs du germe typhique qui se dégageait des agglomérations de malades et même des individus en apparence sains qui avaient séjourné dans ces milieux morbifiques.

J'insiste sur ces considérations parce qu'elles nous montrent la vraie physionomie d'une épidémie de typhus frappant d'abord des malades agglomérés, se combinant avec toutes les affections régnantes, revêtant par là des formes diverses, tout en les marquant de son empreinte, créant ainsi des foyers d'où se dégage un germe infectieux, qui, chez l'homme sain, soumis à son action, produit le typhus exanthématique avec ses caractères essentiels.

De sorte que, dans une épidémie typhique, s'il importe de

distinguer avec soin les cas types qui servent à caractériser la maladie, il n'est pas permis de rompre le lien qui rattache ces cas à la masse des faits moins accentués, que l'on ne peut considérer autrement que comme foyer générateur du mal.

Ce que je dis des trois épidémies dont j'ai été témoin est applicable à la plupart de celles qui ont été décrites dans les auteurs. Chacune d'elles a sa physionomie particulière dépendant des conditions spéciales au milieu desquelles elle s'est développée. De là des appellations différentes qui n'ont pas peu contribué à jeter de l'obscurité sur le sujet et à donner matière à la controverse. Hildenbrand, dans son célèbre ouvrage, après avoir décrit le typhus régulier qui résulte de la contagion, admet une multitude d'anomalies qui sont en rapport avec la constitution médicale régnante. Il insiste d'ailleurs sur la distinction du typhus originaire de celui qui est communiqué.

Pour Hildenbrand, le typhus originaire est celui qui se développe spontanément dans le cours d'une autre maladie et dans certaines conditions requises, sans être produit par aucune contagion préalable, mais qui peut ensuite se répandre sur d'autres individus par une contagion subséquente. Ce typhus est presque toujours anomal dans son évolution.

Le typhus communiqué, toujours pour Hildenbrand, est celui qui attaque un homme en santé ou déjà malade, mais qui, dans ce cas, ne dépend pas de cette maladie et n'a d'ailleurs aucun rapport avec elle, et qui résulte seulement de la communication d'une matière contagieuse; le typhus communiqué peut donc s'unir accidentellement avec une autre maladie sans en dépendre essentiellement.

La distinction établie par Hildenbrand est importante, et nous la retrouvons dans nos trois épidémies; seulement il faut reconnaître que dans la pratique il est bien difficile de distinguer le typhus originaire de celui qui est communiqué à un individu déjà malade. Ce que je veux surtout retenir des distinctions établies par Hildenbrand, c'est que, dans une épidémie, il y a des cas de typhus régulier provenant de contagion chez des individus sains, et d'autres où il se combine avec les maladies régnantes et présente des caractères anomaux.

Le traducteur d'Hildenbrand, Gasc, qui lui-même avait beaucoup observé le typhus pendant les guerres d'Allemagne, insiste aussi sur cette combinaison du typhus avec les maladies régnantes. « C'est ainsi, dit-il, que le typhus paraît quelquefois sous forme de fièvre catarrhale, de pleurésie, de péripneumonie, de diarrhée, de dysenterie, etc., comme nous l'avons vu dans la dernière campagne d'Autriche. »

A une époque plus rapprochée de nous, toutes les grandes épidémies de typhus ont présenté ce caractère complexe avec des différences particulières tenant soit au climat, soit aux conditions au milieu desquelles elles s'étaient développées. Telles furent les épidémies d'Irlande, de Silésie, celle toute récente d'Algérie, etc. Les épidémies circonscrites qui ne se rattachent pas à des calamités publiques, mais à des conditions toutes locales et où les cas par contagion, c'est-à dire les cas de typhus communiqué, sont les plus fréquents, sont au contraire moins variées dans les manifestations morbides; telles sont les épidémies observées dans les bagnes (à Toulon, par exemple), dans les prisons, à bord des vaisseaux.

Ainsi donc les trois épidémies dont j'ai parlé rentrent dans la règle générale. Il s'ensuit qu'une grande épidémie de typhus ne saurait être considérée, je le répète, comme composée d'une collection de faits simples présentant tous les caractères du typhus exanthématique, mais au contraire d'une masse de faits complexes pour la plupart, et au milieu desquels les cas simples de typhus se montrent surtout chez les individus atteints dans un bon état de santé. Dans les cas complexes l'évolution normale du typhus est souvent entravée par la maladie antérieure ou concomitante, et alors ce qu'on est convenu d'appeler un état typhique traduit seul la présence de l'élément infectieux.

Il y a une certaine analogie entre les épidémies typhiques et celles qu'on observe sous l'influence de l'impaludisme, avec cette différence considérable que dans celles-ci il n'y a pas de propagation par contage. Dans les unes comme dans les autres il y a des foyers originaires d'infection, palustres ou typhiques, dont les effets se traduisent soit par des manifestations types (fièvres d'accès ou typhus exanthématique), soit par des états morbides complexes et souvent obscurs dans lesquels l'intoxication palustre ou typhique intervient comme élément important de la maladie.

Dans les pays où règne l'impaludisme les maladies ordinaires ne sont pas supprimées pour cela, mais reçoivent de l'intoxication palustre un caractère spécial dont le médecin doit tenir le plus grand compte. Nous avons vu qu'il en était de même dans les épidémies typhiques.

Il est encore une analogie d'action entre les miasmes palustre et typhique qu'il est bon de rappeler.

On sait qu'il n'est pas rare de voir un individu sorti en apparence sain et sauf d'un foyer palustre n'en éprouver les effets toxiques qu'un temps plus ou moins long, parfois plusieurs mois après s'en être éloigné. Il semble que dans ces cas l'intoxication soit restée latente jusqu'à ce qu'une cause accidentelle, un simple refroidissement, ait rompu l'équilibre et provoqué l'explosion des accidents qui peuvent aller jusqu'à prendre le caractère pernicieux.

Eh bien, des cas analogues ont été observés après la guerre de Crimée chez des individus sortis en apparence indemne, et depuis longtemps de foyers typhiques.

Des cas de ce genre assez nombreux ont été signalés après la rentrée des troupes en France, et notamment dans la petite épidémie de typhus observée au Val-de-Grâce. M. Godelier a cité entre autres un fait où la contamination remontait au moins à cinquante jours.

Sans doute, dans les épidémies de typhus, ces incubations à longue échéance sont exceptionnelles, cependant il est certain que l'incubation typhique a une durée très-variable. Mais là cesse l'analogie. Le miasme palustre épuise son action dans l'organisme atteint ; il ne s'y régénère pas, tandis que le miasme typhique y produit un contagium susceptible d'être transporté en dehors du foyer originaire et par suite de propager la maladie.

Ces analogies et ces différences ont été signalées par la plupart des médecins militaires qui, à Constantinople, en 1856, ont pris part à la discussion sur l'épidémie qui sévissait alors, et je les ai notées dans le résumé que j'ai présenté de cette importante discussion.

Reprenons maintenant la question de la genèse du typhus exanthématique, résolue par M. Chauffard dans un sens contraire aux idées généralement admises jusqu'ici.

Selon notre honorable collègue, le typhus exanthématique serait une maladie propre à certains pays, à certaines races. Endémique dans le nord de l'Europe, il serait pour la France une maladie exotique ne pouvant s'y montrer qu'accidentellement par importation, ainsi qu'on l'a vu à la suite des guerres du premier Empire, mais alors n'y produisant que des épidémies restreintes et de peu de durée, attendu que la maladie ne trouve ni dans notre sol, ni dans notre race les conditions nécessaires à son acclimatement. Et d'abord est-il démontré que le typhus exanthématique soit originairement une maladie propre à certains pays, à certaines races? Je ne le crois pas. Sans doute le typhus règne de préférence dans certains pays où on l'observe à l'état endémique et plus souvent qu'ailleurs à l'état épidémique. Il en est ainsi dans la plupart des contrées du nord de l'Europe. Mais si l'on étudie les conditions au milieu desquelles la maladie se manifeste dans ces pays, on voit que les conditions d'hygiène considérées comme propres à l'engendrer s'y rencontrent au plus haut degré, et que c'est précisément parmi les individus soumis à ces conditions que le typhus naît constamment. C'est parmi la partie infime de la population qu'en Irlande, en Angleterre, dans la Prusse orientale, la Silésie, la Pologne, la Russie, qu'il règne à l'état endémique, et c'est parmi cette population infime, qui n'a pas d'analogue chez nous, que les épidémies se déclarent quand un surcroît de misère ou une famine vient s'ajouter à la manière de vivre habituelle.

La misère, dans les pays du Nord, a des conséquences beaucoup plus fâcheuses que dans le Midi. La rigueur du climat fait que les individus pauvres s'y entassent dans des habitations étroites, et y vivent dans une atmosphère chaude, humide, confinée, où fermentent tous les détritus organiques que des habitudes sordides y accumulent. Ajoutez une alimentation insuffisante et vous aurez l'explication toute naturelle du scorbut et du typhus endémiques dans ces contrées, surtout pendant l'hiver. Dans notre pays, outre que pareille misère n'existe pas, les habitudes de confinement et d'agglomération ne sont point exigées par le climat. Aussi, point de scorbut ni de typhus endémiques.

En faut-il conclure que ni l'une ni l'autre de ces maladies n'y puisse prendre naissance sous l'influence de causes accidentelles, en dehors de toute importation ?

Pour le scorbut, la dernière guerre, principalement à Paris, nous a fait voir comment le scorbut, à peu près inconnu dans notre ville en temps ordinaire, y pouvait naître et devenir épidémique.

Quant au typhus exanthématique, les épidémies observées à diverses reprises au bagne de Toulon ne laissent aucun doute sur la possibilité de la genèse de cette maladie en France, sous l'influence des causes banales, c'est-à-dire à bord de pontons infectés, où le scorbut régnait endémiquement et parmi des individus agglomérés, fatigués à l'excès et soumis à un régime alimentaire insuffisant. Je pourrais trouver d'autres exemples d'épidémies partielles développées en France sous l'action des mêmes causes, je me contente de rappeler l'épidémie récente de Riantec en Bretagne, que M. Chauffard regarde bien comme étant une épidémie de typhus exanthématique, mais à laquelle il conteste une origine autochthone. Notre honorable collègue croit à une importation à Riantec, et il se fonde, d'une part, sur ce que Riantec étant une localité maritime où habitent un certain nombre d'ouvriers de l'arsenal de Lorient distant de quelques kilomètres, l'importation du typhus y était facile et avait pu échapper à l'attention ; tandis que, d'autre part, on ne comprendrait pas que le typhus ait éclaté de préférence à Riantec, alors que beaucoup d'autres localités du Morbihan présentent des conditions hygiéniques tout aussi mauvaises. « N'en existe-t-il pas, ajoute M. Chauffard, d'aussi malpropres et de plus déshéritées sur bien des points de notre territoire ? Et cependant, d'après les relations adressées chaque année à la Commission des épidémies, le typhus ne paraît jamais dans aucune d'elles ? »

Je dois avouer que ces raisons ne me convainquent pas. Et d'abord cette importation supposée me paraît bien improbable. M. Chauffard admet, comme moi, que le typhus importé dans une localité ne s'y propage pas facilement, à moins que l'importation n'ait lieu par de grandes masses contaminées—témoins les épidémies dont j'ai rendu compte. Or, d'où aurait pu venir à Riantec cette importation ? De Lorient seulement, où un navire infecté aurait abordé. Comment admettre qu'à Lorient un tel fait eût passé inaperçu ? et en l'admettant, comment ce port, où tant de circonstances favorables à la contamination existent, aurait-il entièrement échappé au contage ?

Voilà pour le peu de probabilité d'une importation à Riantec. Mais je vais plus loin : je conteste l'opinion qui prétend que jamais en Bretagne, ou ailleurs en France, on n'a observé de petites épidémies analogues à celles de Riantec. D'après les documents qui me sont passés sous les yeux depuis plusieurs années, je suis convaincu que certaines épidémies, décrites sous le nom de fièvre typhoïde, étaient des épidémies de vrai typhus exanthématique. Seulement comme les descriptions sont très-incomplètes et que les autopsies manquent, il est impossible d'en avoir la preuve.

C'est ainsi que l'épidémie de Riantec elle-même a été considérée par M. le docteur Fouquet, médecin des épidémies, qui en a rendu compte, comme étant constituée par une dothiénentérie à forme très-grave.

Depuis que ces lignes sont écrites, un médecin très-distingué de la marine, M. le docteur Gestin, professeur de clinique médicale à l'École de la marine à Brest, m'a adressé la relation sommaire, mais très-précise, d'une petite épidémie de typhus exanthématique observée tout récemment par lui dans plusieurs petites localités voisines de Brest.

Le nombre des cas observés dans ces localités, depuis le mois de juillet 1872 jusqu'au mois de mai de cette année, a été de 160, ayant occasionné 40 décès. Le seul hameau de Rouissan, sur une population de 322 habitants, a compté 92 cas et 16 morts. M. Gestin a pu suivre la filiation de la maladie par contagion dans la plupart des cas. Un plan annexé à son travail permet de suivre cette filiation. 10 malades ont été traités à l'hôpital de la marine sans qu'il en soit résulté de propagation, tandis que sur 43 typhiques traités à l'hôpital civil de Brest, 10 cas sont nés par contagion dans les salles.

Quant à l'origine de la maladie, M. Gestin ne saurait affirmer si elle est née spontanément sur place ou si elle a été importée. Cependant, au dire des médecins du pays, des faits analogues auraient été observés, à diverses époques, dans le Finistère et considérés comme cas de fièvre typhoïde.

L'épidémie actuelle est restée méconnue dans son véritable caractère pendant plus de trois mois, et il n'a fallu rien moins que les cas observés à l'hôpital de la marine et les autopsies faites pour lever tous les doutes sur la nature de la maladie.

Je dépose sur le bureau de l'Académie le travail si intéressant de M. Gestin pour qu'il soit renvoyé à la commission des épidémies.

On ne peut donc pas dire que le typhus de Riantec soit sans précédent, surtout en Bretagne, ni partir de là pour nier son origine autochthone.

En tout cas, je crois que l'Académie ferait bien d'appeler l'attention des médecins des épidémies sur cette importante question qui, à mon sens, n'a pas encore été suffisamment étudiée sur tous les points de la France.

Je ne m'en tiens pas là : grâce aux nombreuses études de géographie médicale faites sur tous les points du globe dans ces derniers temps, le domaine du typhus exanthématique s'est considérablement étendu. Nous savons qu'on l'observe dans toutes les zones, partout où se rencontrent les conditions d'insalubrité et de misère propices à son éclosion. Sous toutes les latitudes, depuis les régions voisines du pôle jusqu'à l'équateur, en Asie, en Afrique, en Amérique, il est peu de contrées où des épidémies de typhus n'aient été constatées; je veux parler non de la dothiénentérie, mais du typhus exanthématique. Seulement, dans ces contrées, de même que nous l'avons vu en Europe, mais avec des caractères plus tranchés encore, la maladie revêt le plus souvent des formes complexes par l'association de l'élément typhique aux manifestations morbides ordinaires.

Dans les pays chauds, où l'influence palustre a un si grand rôle, il est bien rare qu'une épidémie de typhus se présente dégagée de cette influence qui imprime à la maladie des caractères particuliers, ici la rémittence, ailleurs la récurrence ; ou bien encore, sous l'influence du climat, les troubles hépatiques ou la dysenterie auront un rôle important parmi des manifestations de la maladie. Mais dans les épidémies de ce genre le fond typhique se décèle, non-seulement par l'ensemble des phénomènes ataxo-adynamiques, mais encore par la propriété contagieuse du mal.

Ainsi, messieurs, ce qui ressort de ces aperçus, que je pourrais corroborer par des exemples si je ne craignais d'allonger démesurément ce discours, c'est que le typhus n'est pas une maladie cantonnée dans un coin du globe, mais au contraire un état morbide susceptible de se produire en tout pays et dans toute agglomération d'hommes épuisés par de longues privations et par les maladies qui s'ensuivent.

A cette manière d'envisager le typhus notre honorable collègue M. Chauffard objectera peut-être qu'en faisant du typhus exanthématique une maladie protéiforme, au lieu d'une entité ayant une physionomie bien arrêtée, j'établis une confusion qui ne saurait être acceptée en nosologie et qui ne permet plus de distinguer le typhus proprement dit des nombreuses manifestations morbides accompagnées d'un état typhique.

Si cette objection m'était faite, je répondrais qu'il n'est

pas plus difficile de concevoir le typhus revêtant des formes variées, qu'une maladie d'origine palustre se présentant avec les manifestations les plus diverses; qu'ainsi il n'y a pas plus de différence entre des cas de typhus dont l'un est simple et régulier, un autre avec complication pulmonaire, et un troisième avec manifestation dysentérique, et des cas d'affections palustres caractérisés soit par une fièvre intermittente franche, soit par des accès à forme syncopale, ou apoplectique, ou algide, etc.

Personne ne conteste que, dans les cas de cette dernière catégorie, la maladie ne soit de même nature, c'est-à-dire due à une intoxication dont les effets se traduisent par des manifestations diverses en rapport avec les tendances morbides individuelles.

Pourquoi la même identité de nature ne serait-elle pas admise pour les cas de la catégorie typhique, quand ces cas se produisent dans un même milieu et sont susceptibles indifféremment de transmettre un état morbide ayant les caractères du typhus? Il n'y a là rien de contraire aux lois de la pathologie. Tout au plus cette étude du typhus dans les diverses régions du globe conduit-elle à admettre des variétés dans la maladie selon les influences climatériques ou autres au milieu desquelles elle se développe. Dira-t-on que les maladies dues à un principe contagieux ont des allures plus étroites et se prêtent moins aux combinaisons d'éléments divers que les affections purement miasmatiques?

Je reconnais qu'en général il en est ainsi; mais il faut bien admettre que le typhus fait exception, puisqu'au milieu d'une épidémie nous voyons des cas présenter la combinaison incontestable des deux éléments typhique et palustre.

Quant à l'objection que cette manière de voir mène à confondre le typhus proprement dit et l'état typhique banal, je réponds qu'en temps ordinaire cette confusion n'est pas possible.

En effet, l'état typhique plus ou moins prononcé que nous observons chez certains individus dans le cours de maladies diverses et qui parfois caractérise toutes les manifestations morbides d'une même période, cet état typhique traduit assurément la présence d'un principe septique dans l'organisme; mais tout en aggravant la maladie il ne lui donne pas les manifestations les plus tranchées du typhus, et surtout il ne lui communique pas la virulence, c'est-à-dire le caractère essentiel du typhus exanthématique sous quelque forme qu'il se présente.

Ainsi, pendant le siége, malgré les complications typhiques graves que nous observions chez la plupart de nos malades, nous avons pu affirmer, en l'absence du caractère contagieux, que nous n'étions pas encore en présence du typhus proprement dit, mais seulement de ses avant-coureurs, parmi lesquels les états scorbutiques de la dernière période du siége étaient les plus inquiétants.

Dans de pareilles circonstances, le critérium le plus sûr de l'existence du typhus est le fait de la maladie type transmise à des individus en rapport avec les malades; en d'autres termes, l'organisme humain est le meilleur réactif pour déceler la présence du typhus exanthématique dans une agglomération de malades.

Quand le typhus prend naissance dans de telles conditions, il n'est pas long à révéler sa présence. La confusion n'est donc pas possible.

Cependant, tout en séparant nettement le typhus contagieux des états typhiques qui ne le sont pas, nous n'en devons pas moins reconnaître une certaine filiation d'origine entre ceux-ci et le typhus, dont ils sont, en cas d'épidémie due à une calamité publique, les phénomènes précurseurs, ainsi que nous l'avons vu pendant la guerre de Crimée et parmi les Circassiens.

Quand je dis phénomènes précurseurs, je n'entends pas qu'ils soient nécessairement suivis de l'éclosion du typhus; loin de là, nous en avons bien eu la preuve à Paris, mais je veux dire que les grandes épidémies de typhus sont ordinairement précédées et accompagnées d'états typhiques qui ont avec le typhus des rapports d'origine.

J'exposerai dans un instant comment je comprends la transition de ces états typhiques au typhus exanthématique confirmé.

Par toutes les considérations qui précèdent, il ne me paraît pas possible d'admettre, avec M. Chauffard, que le typhus exanthématique soit une maladie originaire de certains pays, ne se manifestant en dehors de ses foyers endémiques que par importation à la manière du choléra. Je crois au contraire qu'il résulte de l'étude des faits que le typhus est une maladie cosmopolite, pouvant naître partout où se trouvent réunies les conditions nécessaires à sa genèse, c'est-à-dire une agglomération humaine soumise à des privations prolongées et des malades accumulés dans une atmosphère confinée.

Je crois que si de nos jours le typhus exanthématique n'est point endémique en France, cela n'est pas dû à des conditions particulières de sol, de climat ou de race, mais tient uniquement à ce que la réunion des causes génératrices n'y existe nulle part en permanence. Mais que ce concours de circonstances vienne à s'y produire dans une localité quelconque, et vous verrez le typhus apparaître : témoins l'épidémie de Riantec, celles du bagne de Toulon, et d'autres encore qui ont passé inaperçues.

Sans doute, notre climat tempéré, qui ne nécessite pas l'accumulation et le confinement des individus durant l'hiver dans des habitations étroites, peut être pour quelque chose dans cette immunité relative par rapport aux pays du Nord ; sans doute aussi, les qualités natives ou acquises des races qui peuplent la France peuvent, dans une certaine mesure, n'être pas favorables à l'éclosion du typhus parmi nous; mais il suffit de considérer combien sont variées les races des pays où le typhus est endémique pour se convaincre que l'influence de la race dans cette question ne peut être que très-restreinte. En réalité aucun pays, aucune race ne jouit d'une immunité absolue.

Cela dit touchant la genèse du typhus, tout ce que M. Chauffard affirme quant à la propagation de la maladie par contage, aux épidémies limitées et éphémères qui en résultent lorsque le contagium ne tombe pas dans un milieu favorable à son action, toutes les propositions de M. Chauffard sur ce point sont en complète harmonie avec les faits que j'ai relatés ou qui sont consignés dans les auteurs. En dehors des foyers originaires où les causes de la maladie sont en permanence, les épidémies de typhus n'ont pas de tendance à se propager parmi les populations saines; il pourra bien s'y produire des cas isolés, ou de petits foyers circonscrits, comme nous l'avons vu à Constantinople, mais ce sera tout, et la maladie ne prendra pas une grande extension.

Dans les pays du nord de l'Europe où le typhus est endémique et où, quand la misère augmente, se produisent de temps à autre des épidémies, il faut bien admettre qu'il existe des foyers permanents de contage qui entretiennent la maladie, foyers que l'on trouve surtout dans les grandes villes, au sein des quartiers fétides, dans les habitations infectes où s'entasse la population nécessiteuse de ces pays. Chez nous, Dieu merci, malgré nos plaies sociales, on ne voit rien de pareil. La misère est moins sordide. De là tout le secret de notre immunité relative par rapport au typhus exanthématique et au scorbut qui dans les grandes épidémies en est, comme on l'a vu, souvent l'avant-coureur, ou mieux est le terrain organique favorable à son explosion.

Il me reste, pour conclure cette trop longue communication, à exposer brièvement la doctrine qui me paraît être le corollaire des faits acquis à la science sur l'étiologie du typhus exanthématique.

Déjà en 1856, à Constantinople, lorsque je résumai la longue discussion sur le typhus qui avait régné parmi les armées belligérantes, j'ai présenté une doctrine étiologique qui était celle généralement admise par les médecins militaires ayant pris part à la discussion.

« Le typhus, disais-je, est l'effet d'un empoisonnement miasmatique. Le miasme typhique prend naissance au sein des matières animales confinées et par l'accumulation prolongée d'hommes sains et surtout malades, dans des espaces trop étroits où l'air n'est pas suffisamment renouvelé. La cause qui produit le typhus est comparable à celle qui détermine les fièvres dites palustres, avec cette distinction que ces dernières résultent d'un miasme organique végétal, tandis que le typhus est l'effet d'une matière animale toxique; mais tandis que le miasme palustre épuise son action dans l'organisme humain, le miasme typhique s'y régénère, d'où cette différence que le typhus se propage de l'homme à l'homme, tandis que ces affections simplement palustres ne sont pas transmissibles. »

J'admettais alors que le typhus était plutôt le fait d'un simple empoisonnement que le résultat d'un principe virulent comme celui de la variole. J'appuyais cette manière de voir sur la non-propagation de l'épidémie en dehors des hôpitaux.

« Les effets toxiques, disais-je, sont jusqu'à un certain point proportionnés à la condensation du miasme et au temps pendant lequel on a été soumis à son action, en d'autres termes, à la dose du poison absorbé. »

Cette doctrine, qui reste vraie à quelques égards en tant que simple énoncé de faits, m'a paru, après de nouvelles observations et une étude plus approfondie, être fautive sur plus d'un point. Je ne crois plus que le typhus soit le résultat d'un simple empoisonnement, et j'admets au contraire qu'il procède d'un principe virulent, qui agit indépendamment de la dose absorbée.

Voici d'ailleurs comment je comprends la genèse du principe virulent typhique.

De même que sous l'influence de la chaleur et de l'humidité les détritus végétaux subissent une décomposition qui dégage un principe toxique plus ou moins actif, plus ou moins pernicieux selon les circonstances, de même dans une atmosphère confinée et chaude, les émanations organiques provenant de malades agglomérés donnent naissance à un miasme septique plus ou moins délétère : nous en avons la preuve chaque jour dans nos hôpitaux où les maladies régnantes et les opérations chirurgicales sont influencées d'une manière plus ou moins grave par cette sorte de *malaria*. A cet égard, il n'y a de doute pour personne, et c'est à neutraliser le plus possible cette influence fâcheuse que tend incessamment notre hygiène hospitalière. Je ne parle pas ici, bien entendu, des principes virulents qui se dégagent des maladies contagieuses, je n'ai en vue que les émanations qui exercent une action septique commune.

En temps ordinaire, cette action septique, qui présente des nuances infinies en rapport avec les affections traitées et les conditions au milieu desquelles sont placés les malades, est individuelle, c'est-à-dire qu'elle ne donne pas naissance, chez l'individu qu'elle atteint, à un principe virulent capable de transmettre un état morbide identique. C'est donc un simple empoisonnement septique sans production de virulence. Il va sans dire que cette sorte d'empoisonnement septique peut avoir lieu en dehors des hôpitaux, parmi les populations misérables qui vivent agglomérées dans des habitations malsaines, et imprimer à leurs maladies un cachet spécial.

Jusqu'ici nous sommes dans les conditions ordinaires, et l'empoisonnement dont il s'agit, plus ou moins accentué, est comparable à l'intoxication palustre ; mais si, sous l'influence d'une calamité publique, d'une famine, par exemple, qui vient ajouter ses effets à ceux de la misère habituelle et de l'encombrement, apparaissent des états morbides qui trahissent un trouble profond de la nutrition, — scorbut, diarrhées colliquatives, cachexies, — l'agglomération de tels malades peut produire dans les lieux où ils sont réunis une infection miasmatique si grande que, dans ces organismes épuisés, où la vitalité est faible, *ce n'est pas seulement un empoisonnement septique qui se manifeste, mais c'est en outre un principe morbifique doué de propriétés contagieuses qui prend naissance.* De là le typhus exanthématique communicable non-seulement aux malades, mais encore aux personnes saines qui les approchent, et importable en dehors de foyers de production.

Dans cette manière de voir, le principe contagieux qui pr duit le typhus serait le résultat secondaire d'une élaborati accomplie dans l'organisme, et non pas le fait immédiat du foyer infectieux septique.

Pour mieux faire saisir ma pensée, j'invoquerai, comme exemple, les expériences si curieuses où notre collègue M. Davaine injecte chez des lapins une certaine quantité de sang putréfié. Ce sang n'est pas virulent; il en faut une dose assez considérable pour amener la mort du lapin, qui succombe à un véritable empoisonnement septique.

Mais alors il s'est produit un fait des plus remarquables : c'est que le sang de cet animal est devenu virulent à un degré qui dépasse tout ce qu'on pouvait imaginer, puisqu'il suffit d'en inoculer une dose à peine appréciable sous la peau d'un lapin sain pour le tuer en quelques heures.

Nous voyons par là qu'une matière septique, mais non virulente, peut donner naissance dans l'organisme à un principe virulent capable de transmettre un état morbide identique se régénérant pour ainsi dire indéfiniment par inoculations successives.

Or ce que l'expérimentation a démontré chez le lapin n'est-il pas concevable chez l'homme? En d'autres termes, l'intoxication septique ne peut-elle pas, dans certaines conditions de l'organisme humain, et sous l'influence d'une atmosphère chaude et confinée, donner naissance à un principe virulent, au germe du typhus exanthématique?

Il n'y a, selon moi, aucune objection fondamentale contre cette conception de la genèse originaire du principe virulent typhique qui peut ensuite se reproduire et se propager en dehors du foyer primitif par des transmissions successives. Cette conception est en parfaite harmonie avec les faits observés dans les épidémies dont j'ai tracé le tableau, épidémies précédées et accompagnées de toutes les circonstances qui produisent au plus haut degré un milieu toxique pour les malades. N'avons-nous pas vu pendant la guerre d'Orient les états typhiques se prononcer de plus en plus, à mesure que les maladies causées par l'épuisement (scorbut, diarrhées colliquatives) faisaient des progrès et que l'encombrement augmentait dans les hôpitaux, jusqu'au jour où, dans ces foyers d'infection, le typhus se déclara parmi les malades d'abord, puis parmi les personnes qui leur donnaient des soins ? N'est-ce pas dans des conditions analogues que les premiers cas de typhus apparurent parmi les Circassiens agglomérés à Trébizonde, et que la maladie se propagea aux habitants ? De même, parmi des Tartares Nogaïs, n'est-ce pas à bord des navires encombrés qui les amenèrent à Constantinople que le typhus prit naissance pour les accompagner ensuite partout où ils séjournaient ? Tous ces faits, à mon sens, ne laissent guère de doute sur la production du principe virulent typhique par le fait d'un empoisonnement septique porté à un certain degré.

On remarquera que dans cette doctrine le principe virulent ne se dégage pas directement des matières septiques, ce qui serait contraire aux lois de la pathogénie, mais est élaboré dans une organisme malade; c'est, en un mot, une création de l'organisme humain. Une fois produit, le principe se dégage des malades par les *excreta*, s'attache à tout ce qui les environne, aux linges, aux hardes, aux parois de l'habitation, infecte l'air ambiant et crée ainsi des foyers de contagion très-redoutables pour toute personne qui vient y séjourner. Ce n'est plus dès lors seulement l'influence du miasme septique commun que l'on subit dans les agglomérations de malades, c'est en outre l'action d'un contage qui, chez les individus sains, produit un état morbide bien déterminé qu'on appelle typhus exanthématique.

Indépendamment des foyers fixes, nous avons vu les masses contaminées former des foyers ambulants, surtout à bord des navires, transporter au loin et communiquer partout à leur entourage le germe de la maladie, alors même que celle-ci, du moins en apparence, semblait éteinte parmi elles. C'est ainsi que les Circassiens embarqués sur la Tamise et n'ayant offert, durant une traversée de six jours, aucune manifestation de typhus, n'en provoquèrent pas moins à bord du navire une épidémie des plus graves. Ces Circassiens sortaient d'un foyer de typhus; ils en avaient sans doute subi l'influence et, en tout cas, ils étaient, eux et leurs vêtements, en quelque sorte imprégnés du principe contagieux qui, sous l'influence de l'atmosphère chaude, humide et confinée de la soute où ils s'étaient réfugiés, infecta cette partie du navire et amena l'épidémie dont j'ai parlé. Dans ce cas, la propagation se conçoit facilement par le transport du contage et les conditions qui favorisèrent l'infection du navire.

En fut-il de même dans tous les cas où les individus transportés, succombant en grand nombre sous le coup des états morbides divers dont ils étaient atteints sans apparence de typhus proprement dit, n'en communiquaient pas moins cette maladie aux équipages des navires et aux populations qu'ils traversaient ?

Cela est possible ; mais il est admissible également que ces individus malades avaient en eux-mêmes le germe virulent de la maladie, atténué dans ses manifestations par l'épuisement de l'organisme.

Il est encore à considérer que, parmi les agglomérations circassiennes, plus les misères se prolongeaient, plus les maladies et la mort faisaient de ravages, moins le typhus exanthématique était accentué. Était-ce par le fait d'une sorte d'accoutumance à l'action du contage, ou, comme je viens de le dire, par défaut de réaction organique ?

Au milieu d'influences et de manifestations aussi complexes, il ne me paraît pas permis de se prononcer.

Mais, en tout cas, qu'il y eût accoutumance ou défaut de réaction, le résultat final n'en était pas moins désastreux.

Maintenant, il y aurait à rechercher quelle est, au milieu d'une agglomération d'hommes soumis à l'intoxication commune, quelle est la circonstance spéciale qui fait naître le principe virulent typhique.

En consultant les trois épidémies que j'ai observées, on voit bien que les organismes épuisés par des privations et les souffrances prolongées dont le scorbut fut l'expression la plus caractéristique, constituent le terrain organique le plus favorable à l'élaboration du contage ; ce n'est pas d'aujourd'hui d'ailleurs que la coïncidence du scorbut avec le typhus a été signalée.

Dans les épidémies de scorbut si meurtrières décrites dans le siècle dernier, il n'est pas difficile de reconnaître la présence du typhus venant compliquer les états scorbutiques et se communiquer par contagion aux personnes saines.

Mais, dans ces circonstances, quel rôle revient aux malades atteints de scorbut, quand ils sont agglomérés en grand nombre ? Est-ce par l'infection qu'ils répandent autour d'eux que se produit spécialement l'intoxication dont le résultat est la production du contagium typhique ? ou bien l'individu scorbutique est-il le terrain organique particulièrement propre à cette genèse ? Peut-être les deux suppositions sont-elles également vraies Mais ce ne sont encore que des suppositions. La seule chose incontestable, c'est que, dans les épidémies nées sur place, le scorbut est souvent le précurseur du typhus. Je ne dis pas que le fait soit constant, ni que d'autres maladies, la dysenterie, certaines diarrhées, entre autres, que des blessés même ne puissent concourir à la production du typhus ; mais il me semble bien évident que parmi les causes qui favorisent la genèse du typhus exanthématique, le fait d'une agglomération de malades atteints de scorbut occupe le premier rang.

Je me résume dans les quelques propositions suivantes :

Le typhus exanthématique, autrement dit *typhus des camps*, *des prisons*, *des hôpitaux*, *le typhus de famine*, *le typhus fever* des Anglais, n'est point une maladie propre à certains pays, à certaines races. C'est une maladie cosmopolite qui peut naître spontanément partout où une agglomération humaine est soumise à des causes prolongées d'épuisement et à l'infection qui résulte de l'encombrement des malades. Aussi les épidémies de typhus sont-elles d'ordinaire la suite des grandes calamités, de la guerre, des famines, où ces conditions se produisent souvent. C'est par les mêmes raisons que le typhus exanthématique est observé parfois dans les bagnes, les prisons, partout enfin où des individus agglomérés sont soumis à une mauvaise hygiène.

Quand le typhus prend naissance dans de telles conditions, son explosion est précédée et le cours de l'épidémie est accompagné d'états morbides qui traduisent la souffrance générale de la masse agglomérée, et sont en rapport avec les circonstances particulières au milieu desquelles s'est développée la maladie.

Le typhus une fois engendré forme des foyers où il se maintient par le concours des mêmes circonstances et où, de plus, il se propage par contagion aux individus malades et sains qui y séjournent. C'est surtout chez les individus atteints au milieu de la santé que le typhus exanthématique se présente avec ses caractères pathognomoniques.

Le typhus peut s'étendre en dehors de ses foyers d'origine par la migration d'individus infectés, ou dont les vêtements, les effets sont imprégnés du germe de la maladie; mais la propagation par importation au milieu de populations saines ne donne ordinairement lieu qu'à des cas isolés, ou à des épidémies circonscrites qui s'éteignent promptement sans se répandre au loin. Dans les épidémies qui sont la suite d'une importation, c'est-à-dire de la contagion seule, le typhus se présente d'ordinaire exempt des complications qui l'accompagnent dans les foyers originaires.

Le typhus est donc, à peu près dans tous les pays, une maladie accidentelle née de circonstances accidentelles; et si, dans certaines contrées du nord de l'Europe, il règne en permanence, c'est que dans ces contrées se trouvent en permanence les conditions qui le font naître et l'entretiennent.

Cette étiologie du typhus exanthématique, résumée dans ses principaux traits, n'est autre, on le voit, que celle généralement admise et que notre collègue M. Bouchardat a si bien caractérisée en disant que la genèse du typhus était la résultante de deux facteurs : la famine ou ses équivalents et l'encombrement. Oui, ce sont bien là les deux facteurs essentiels du typhus mis en évidence par les faits que j'ai rapportés, et l'on peut affirmer que ces deux causes sont de celles qu'une administration vigilante, mettant à profit les données de la science, peut sûrement prévenir.

Voici les paroles par lesquelles, en 1856, je terminais le

résumé de la discussion qui eut lieu à Constantinople : « Le typhus, à l'état épidémique, n'est plus de nos jours qu'une maladie accidentelle née sous l'influence de grandes calamités, de grandes misères publiques.

» A l'état endémique, on ne l'observe plus, en Europe, que dans quelques contrées, où sans doute il achèvera de s'éteindre sous l'action bienfaisante de la civilisation.

» Quant aux épidémies, il faut espérer que la leçon dont nous avons été témoins ne sera pas perdue pour l'avenir; car, ainsi qu'on l'a dit, avec beaucoup de vérité, dans ce débat : non, le typhus épidémique n'est pas une conséquence fatale de la guerre, et quand il se développe dans les armées et y exerce des ravages, c'est, à moins de circonstances majeures, à l'incurie de ceux qui sont chargés ou de prescrire et de surveiller l'application des préceptes de l'hygiène ou de les faire exécuter, qu'il faut en rapporter la cause. »

Ces dernières paroles n'ont rien perdu de leur opportunité. Sans doute, pendant la dernière guerre, au milieu de nos malheurs, le typhus nous a épargnés, mais n'allons pas croire que cette immunité nous la devions à un privilége de race ou de sol; ce serait une erreur dangereuse.

Si nous n'avons pas vu le typhus ajouter ses ravages à tant de causes de mort parmi nos soldats, c'est tout simplement parce que, pendant la dernière guerre, les souffrances de notre armée ont été moins profondes et surtout moins prolongées qu'en Crimée, c'est peut-être aussi grâce à des améliorations introduites depuis lors dans l'hygiène de nos troupes. En tout cas ne nous endormons pas sur cette immunité, et ne perdons pas de vue les enseignements du passé qui nous disent que l'hygiène est toute puissante pour prévenir et pour éteindre le typhus.

Je ne crains pas d'ajouter que la présence permanente du typhus exanthématique est une tache pour la civilisation d'un pays.

Quant à la doctrine pathogénique du typhus exanthématique, je m'en tiens aux développements que j'ai donnés à ce sujet. Je me borne à rappeler qu'à mon sens le typhus ne naît pas directement de l'infection septique commune qui environne les malades agglomérés, mais d'un germe élaboré au sein d'un organisme infecté à une certaine puissance, dans les conditions de misère et d'encombrement qui ont été dites. En d'autres termes, le typhus exanthématique n'est point un simple empoisonnement par émanations septiques, mais une maladie spécifique provoquée par un principe virulent né dans un organisme humain et susceptible de se transmettre par générations successives; distinction très-importante, puisqu'elle marque la limite qui sépare les états typhiques ordinaires non contagieux du typhus proprement dit qui se transmet par contage.

J'ajoute que le typhus exanthématique nous fournit l'exemple d'un principe virulent prenant naissance spontanément dans l'organisme humain soumis à des conditions déterminées; fait qui trouve son analogue chez certains animaux dans les expériences de M. Davaine ; fait qui est aussi d'accord avec la doctrine de la spontanéité morbide professée par M. Chauffard.

Maintenant il ne me reste plus qu'à m'excuser auprès de l'Académie de l'avoir entretenue si longtemps d'une question qu'on pouvait croire épuisée; mais la grandeur de l'intérêt en cause et l'autorité dont jouit, à juste titre, la parole de M. Chauffard, m'ont imposé en quelque sorte le devoir de soumettre la nouvelle doctrine professée par notre honorable collègue à l'épreuve rigoureuse des faits.

Je désire que cette étude rétrospective l'ait convaincu, et en tout cas j'espère qu'il y verra de ma part une preuve de la haute estime en laquelle je tiens et sa personne et ses travaux.

PARIS — IMPRIMERIE DE E. MARTINET, RUE MIGNON 2

www.ingramcontent.com/pod-product-compliance
Lightning Source LLC
LaVergne TN
LVHW011954160826
845678LV00002B/541